中国居民营养与健康状况监测报告之七：2010—2013年

代谢综合征

主　　编　丁钢强　何宇纳

副主编　杨丽琛　黄振武

编写人员　（以姓氏笔画为序）

丁钢强　于文涛　于冬梅　王　杰　王　睿　王志宏
王丽娟　王京钟　王惠君　毛德倩　田　园　付　萍
白国银　朴建华　刘开泰　刘爱玲　许晓丽　孙　静
苏　畅　杜文雯　李　敏　李　婕　李卫东　李文仙
李丽祥　杨丽琛　杨艳华　杨振宇　杨晓光　何　丽
何宇纳　宋　爽　宋鹏坤　张　伋　张　宇　张　坚
张　兵　张　倩　张继国　陈　竞　庞学红　房红芸
房玥晖　赵　彤　赵文华　赵丽云　胡小琪　胡贻椿
胡健翔　荫士安　段一凡　贾凤梅　贾珊珊　夏　娟
郭齐雅　郭海军　黄　建　赖建强　满青青　霍军生

人民卫生出版社

图书在版编目（CIP）数据

中国居民营养与健康状况监测报告之七：2010—2013年代谢综合征 / 丁钢强，何宇纳主编．—北京：人民卫生出版社，2018
ISBN 978-7-117-27459-3

Ⅰ．①中…　Ⅱ．①丁…②何…　Ⅲ．①居民－合理营养－调查报告－中国－2010-2013②居民－健康状况－调查报告－中国－2010-2013③代谢病－综合征－调查报告－中国－2010-2013　Ⅳ．①R151.4②R194.3③R589

中国版本图书馆 CIP 数据核字（2018）第 249419 号

人卫智网	www.ipmph.com	医学教育、学术、考试、健康，购书智慧智能综合服务平台
人卫官网	www.pmph.com	人卫官方资讯发布平台

中国居民营养与健康状况监测报告之七：
2010—2013 年　代谢综合征

主　　编：丁钢强　何宇纳
出版发行：人民卫生出版社（中继线 010-59780011）
地　　址：北京市朝阳区潘家园南里 19 号
邮　　编：100021
E - mail：pmph @ pmph.com
购书热线：010-59787592　010-59787584　010-65264830
印　　刷：北京画中画印刷有限公司
经　　销：新华书店
开　　本：787 × 1092　1/16　　印张：10
字　　数：243 千字
版　　次：2018 年 12 月第 1 版　2018 年 12 月第 1 版第 1 次印刷
标准书号：ISBN 978-7-117-27459-3
定　　价：50.00 元
打击盗版举报电话：010-59787491　E-mail：WQ @ pmph.com
（凡属印装质量问题请与本社市场营销中心联系退换）

序

国民营养与健康状况是反映国家经济与社会发展、卫生保健水平和人口素质的重要指标，也是制定国家公共卫生及疾病预防控制政策不可或缺的信息基础。定期开展具有全国代表性的人群营养健康状况监测，收集国民食物消费和营养素摄入状况、身体指数等信息，是分析国民营养与健康状况的重要手段，对提高全民族健康素养、推进健康中国建设具有重要意义。

近年来，我国社会经济快速发展，国民营养健康水平有所改善，对营养健康的需求也越来越高。但与此同时，工业化、城镇化、人口老龄化进程加快，以及生态环境、生活方式、膳食结构等的不断变化，也对居民营养与健康状况造成一系列新的影响。为及时获取这一关键时期我国居民膳食模式信息，全面掌握我国城乡居民营养健康水平和营养相关慢性疾病的现况及变化规律，2010 年原卫生部疾控局将过去 10 年开展一次的中国居民营养与健康状况调查变换为常规性的营养监测，于 2010—2013 年，由中国疾病预防控制中心营养与健康所在全国组织实施。

“2010—2013 年中国居民营养与健康状况监测”覆盖全国 31 个省（自治区、直辖市）约 25 万人群，涵盖居民膳食与营养、体格发育状况、主要营养相关慢性病患病情况等。结果显示，近十年来我国营养素需要量基本得到满足，膳食质量有所提高，人群营养状况得到进一步改善。但居民膳食结构仍然不尽合理，微量营养素缺乏和营养失衡的现象依然存在，超重肥胖问题凸显，高血压、糖尿病等营养相关慢性病患病率持续增加。

当前，国民营养及健康状况日益受到政府相关部门及公众关注，《“健康中国 2030”规划纲要》指出，推进健康中国建设，是全面建成小康社会、基本实现社会主义现代化的重要基础，是全面提升中华民族健康素质、实现人民健康与经济社会协调发展的国家战略，是积极参与全球健康治理、履行 2030 年可持续发展议程国际承诺的重大举措。为全力推进健康中国建设，我们要进一步加强国民营养工作，对不同地区、不同人群进行有针对性的营养干预，不断改善国民营养素养，为实现中华民族伟大复兴的中国梦和推动人类文明进步做出更大贡献。

原卫生部副部长
中华预防医学会会长
中国工程院院士
王陇德

2018 年 8 月

前　言

代谢综合征（metabolic syndrome，MS）是指肥胖、胰岛素抵抗、糖调节受损或2型糖尿病、血脂异常、高血压、高尿酸血症及微量白蛋白尿等多种心血管疾病危险因素在个体内聚集的状态，并最终导致心脑血管疾病发生和发展的临床综合征。尽管现在对MS的本质和起因还不甚了解，但医学界对其危害性已取得共识：与代谢有关的多种疾病或致病因素同时出现在一个个体身上，它们互相协同作用，产生了比单一病因作用强得多的致病[主要是心血管病（CVD）和糖尿病]作用。随着人类生活方式和饮食结构的改变，MS的患病率正在全球范围内迅速增加，严重影响人类的生活质量。

40多年前就已有人描述了血压、甘油三酯、血尿酸和胰岛素水平之间的关联性。Reaven于1998年认为这些指标的异常均与胰岛素抵抗相关，并预示冠心病的发生。他把以上异常指标的聚集现象称之为"X综合征"。随后许多学者应用"胰岛素抵抗"这一术语来描述上述指标的聚集现象，而且表示胰岛素抵抗是基础病变，由此引起其他指标的异常。最近更强调在Reaven原始文献中未包括的肥胖，尤其是中心性肥胖与代谢综合征其他指标的关系，并对胰岛素抵抗是否为代谢综合征的基础病变提出了质疑。

为促进这方面的研究，世界卫生组织（WHO）咨询专家组于1999年提出工作定义，强调胰岛素抵抗是他们所称的"代谢综合征"的核心组分。欧洲胰岛素抵抗研究组（EGIR）随后提出更简化的用于对无糖尿病者的诊断指标，但诊断也要求有空腹胰岛素水平升高。2001年美国国家胆固醇教育计划成人治疗组（NCEP-ATPⅢ）提出完全不同的代谢综合征的诊断标准，尤以腰围反映的腹部肥胖和血脂异常为主要征象，而不需要任何胰岛素抵抗的证据进行诊断。

为评估正在出现的证据，国际糖尿病联盟（IDF）于2005年举行代谢综合征共识会议，提出的新诊断标准考虑到了不同种族的差异。新的"全球定义"在于促进对代谢综合征机制的研究，并有利于临床上发现兼有发生2型糖尿病和冠心病高危因素的人群。

2004年，中华医学会糖尿病学分会（CDS）依据中国人群中用WHO标准及NCEP-ATPⅢ标准进行MS诊断的资料分析结果及在中国人群中对MS的研究结果，结合目前中国常用临床检测项目情况，提出了适合我国人群的MS定义（CDS2004标准）。之后CDS在《中国2型糖尿病防治指南》中又重新修订了代谢综合征的诊断标准（CDS2013）。

目前广泛推荐使用的几个MS定义存在着一定的差异。定义的不同导致MS患病率的研究结果有较大差异。对于国际上常用的几种MS诊断标准，不同的研究有不同的结果，均有各自的适用人群。关于中国人群的MS流行病学研究报告认为IDF标准对中国人诊断标准似乎好于NCEP-ATPⅢ标准；有研究者认为IDF标准与CDS（2004）标准诊断MS有很好的一致性，目前尚缺乏采用CDS（2013）标准报告的全国有代表性人群的结果。

本报告利用2010—2012年中国居民营养与健康状况监测的调查数据，采用不同的MS诊断标准对中国成年人及儿童青少年的代谢综合征的流行状况、特征、影响因素进行了详细的描述和分析。内容包括中国不同地区、年龄、性别成年人群的MS患病率、各组分患病率以及MS类型特点；中国成年人MS的社会经济、膳食、身体活动等影响因素分析；中国不同地区、年龄、性别的10～17岁儿童青少年MS患病率；中国7～9岁儿童MS危险因素发生情况。

目前我国缺少详尽的具有全国代表性的代谢综合征的研究报告，希望本书能为今后开展慢性病的研究、预防及干预工作提供重要的信息资源。

2010—2012年中国居民营养与健康状况监测项目是在原国家卫生计生委的领导下完成的，得到了各省、自治区、直辖市相关部门的大力支持。在此感谢全国内地31个省、自治区、直辖市相关部门工作人员的组织实施，感谢各省级工作队及150个调查点项目工作队调查队员的辛苦付出，感谢全国内地广大调查对象的理解和支持，感谢国家工作队全体工作人员的辛勤劳动。

丁钢强　何宇纳

2018年8月

监测现场工作组成员

（按照姓氏笔画排序）

丁钢强　于文涛　于冬梅　马冠生　王　寻　王　杰　王　睿　王志宏　王丽娟
王京钟　王惠君　毛德倩　田　园　付　萍　朴建华　刘开泰　刘爱玲　许晓丽
孙　静　苏　畅　杜文雯　李　敏　李　婕　李卫东　李文仙　李丽祥　杨丽琛
杨艳华　杨振宇　杨晓光　何　丽　何宇纳　宋鹏坤　张　伋　张　宇　张　坚
张　兵　张　倩　张继国　陈　竞　庞学红　房红芸　孟丽萍　赵　彤　赵文华
赵丽云　胡小琪　胡贻椿　荫士安　段一凡　贾凤梅　贾珊珊　徐海泉　郭齐雅
黄　建　赖建强　满青青　霍军生

目　录

第一章
调查内容与方法

一、背景

代谢综合征（MS）表现为多种心血管病危险因素在同一个体聚集。近年来，MS 对心血管疾病的危害性已引起人们越来越多的关注。2002 年中国居民营养与健康状况调查的研究结果显示，按照中华医学会糖尿病学分会（China diabetes society，CDS）标准，中国男性成年人 MS 患病率为 6.8%，女性患病率为 6.4%。大城市地区 MS 的患病率较高，2002 年上海市糖尿病流行病学调查资料显示男性的 MS 患病率为 11.8%，女性患病率为 8.9%；同年北京市的研究结果显示成年男性的 MS 患病率为 24.8%，女性患病率为 23.2%。2002—2012 年，中国人群 MS 主要组分的患病率均有所上升，《中国居民营养与慢性病状况报告（2015）》指出，我国 18 岁及以上居民的超重率和肥胖率分别从 2002 年的 22.8% 和 7.1% 上升到 2012 年的 30.1% 和 11.9%，糖尿病患病率从 4.2% 上升到 9.7%，高血压患病率从 18.8% 上升到 22.8%，血脂异常患病率从 18.6% 上升到 40.4%。同时 MS 的相关因素膳食结构、生活方式等也在发生变化。为了获取我国居民 MS 的患病情况，本报告利用 2010—2012 年中国居民营养与健康状况监测数据，分别运用国际糖尿病联盟（international diabetes federation，IDF）、美国国家胆固醇教育项目成人治疗组第 3 次指南[national cholesterol education program adulttreatment panelⅢ（ATPⅢ）]和 CDS 的诊断标准，对中国 18 岁以上居民 MS 的患病情况进行了分析，并探讨 MS 的相关影响因素；采用 Cook 等人提出的诊断指标，使用中国儿童青少年的腰围和血压参考值进行修订，用以描述我国 10～17 岁儿童青少年 MS 的患病率以及 7～9 岁儿童代谢异常发生率，为评估我国全人群的 MS 流行状况并制定疾病预防控制策略提供科学依据。

二、调查目的

掌握我国成年人和儿童青少年 MS 的流行特点；了解各组分的流行情况；描述 MS 十年变化趋势；分析我国成年人社会经济状况、膳食、身体活动、家族史等因素对 MS 患病的影响；对预防和控制 MS 提出政策建议。

三、方法与内容

（一）抽样方法

中国居民营养与健康监测调查采用多阶段分层与人口成比例的整群随机抽样的方法。

1. 县级行政单位分层及抽样框建立方法　中国居民营养与健康监测调查将全国（除香港、澳门特别行政区和台湾省）31个省（自治区、直辖市）的所有县级行政单位（包括县、县级市、区）分为4层：大城市、中小城市、普通农村、贫困农村。各层的定义如下：

（1）大城市：直辖市、计划单列市、城区人口100万以上的省会城市共计32个大城市的中心城区。本层含146个区。

（2）中小城市：上述大城市中心城区之外的所有的区、县级市。本层共1079个区或县级市。

（3）贫困农村：是指国家确定的扶贫开发重点县。本层在《2001—2010年国家农村扶贫开发纲要》中确定的592个县中去掉县级市和区。共559个贫困县。

（4）普通农村：是指贫困县以外的县，共1074个县。

分层后，按国家标准地址码排队建立县级行政单位抽样框。

2. 监测点抽样方法　本次中国居民营养与健康监测调查在全国共抽取150个县（县级市、县级区）作为监测点。按照4类地区人口比例分配大城市34个，中小城市41个，贫困农村30个，普通农村45个。

3. 村（居）民委员抽选方法　每个监测点共抽取6个居（村）委会。大城市抽样点只抽取居委会，中小城市和非贫困县抽样点6个居（村）委会在城镇与乡村中的分配与每个监测点中城镇和乡村常住人口比例大致相同。贫困县抽样点只抽取村委会。

（1）大城市、中小城市：以国家统计局“统计用区划代码和城乡划分代码库”中的村级单位信息为基础建立居（村）民委员会抽样框。每个监测点内按居（村）民委员会的城乡属性代码分层，在每层内按地址码排队，用每个居（村）委会的常住人口累计数作为辅助指标，采用与人口成比例的方法，随机起点，等距抽取居（村）委会。

每个监测点共抽取6个居（村）委会。大城市抽样点只抽取居委会，中小城市抽样点6个居（村）委会在城镇与乡村中的分配要求与每个监测点中城镇和乡村常住人口比例大致相同。

若抽中居（村）委会户数不足100户，则将其与邻近的下一个居（村）委会合并抽取监测户。

（2）贫困农村：以国家统计局“统计用区划代码和城乡划分代码库”中的乡镇级单位信息为基础建立乡镇抽样框。每个监测点内按乡镇地址码排队，用每个乡镇常住人口累计数作为辅助指标，采用与人口成比例的方法，随机起点，等距抽取3个乡镇。每个乡镇中只抽取村委会，按村民委员会地址码排队，用每个村委会的常住人口累计数作为辅助指标，采用与人口成比例的方法，随机起点，等距抽取2个村委会。

（3）普通农村：以国家统计局“统计用区划代码和城乡划分代码库”中的乡镇级单位信息为基础建立乡镇抽样框。每个监测点内分别按乡、镇地址码排队，用每个乡镇常住人口累计数作为辅助指标，采用与人口成比例的方法，随机起点，等距抽取2个乡、1个镇。按照全县居委会和村委会的人口比例，计算6个村（居）民委员会中村民委员会和居民委员会的比例（6∶0或5∶1或4∶2）。

若抽中居（村）委会户数不足100户，则将其与邻近的下一个居（村）委会合并抽取监测户。

4. 监测户抽选方法　每个抽中居（村）委会中随机抽取75户。根据本居（村）委会住户分布的实际情况，按地理位置（楼群、村民小组）将每25户分为一群，将剩余户与邻近楼群或村民小组中的住户组织一群，使所有住户都在抽样群中；按简单随机抽样原则，每个居（村）委会随机抽取3个群组成调查样本。在选定的3个群75户中，第1群的25户和第2群的前5户（共30户）作为3天24小时膳食回顾调查人群，第2群中剩余20户作为即食食品

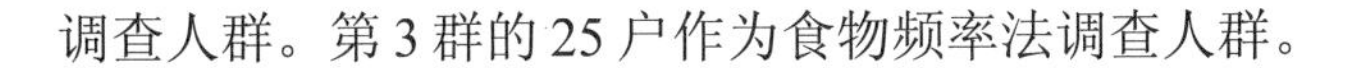
调查人群。第3群的25户作为食物频率法调查人群。

（二）调查方法

调查内容包括询问调查、医学体检、实验室检测和膳食调查四个部分。现场监测工作实施前通过了中国疾病预防控制中心营养与健康所伦理委员会评审，并在与抽取的被调查对象签署知情同意书后方进行监测工作。

1. 询问调查　询问调查采用问卷调查的方法，由培训合格的调查员入户开展面对面询问调查。包括家庭基本情况登记表、个人健康情况问卷、身体活动调查问卷。家庭基本情况调查内容包括家庭成员基本情况、经济收入、调查对象一般情况（年龄、民族、婚姻状况、教育、职业等）。个人健康状况问卷内容包括主要慢性疾病的现患状况及家族史；吸烟、饮酒及孕妇营养与健康状况等。身体活动调查问卷主要询问体力活动情况。

2. 医学体检　医学体检由经过培训的有临床工作经验的人员负责，采用集中体检的方式完成。

（1）身高：利用金属立柱式身高计测定，精确度为0.1cm。

（2）体重：利用双标尺杠杆体重秤测定，精确度为0.1kg。

（3）腰围：利用软尺测量腰围，精确到0.1cm。

（4）血压：采用标准汞柱式血压计（刻度范围0～300mmHg）测量，精确度2mmHg，收缩压和舒张压根据Korotkoff音来确定。

3. 实验室检测　分为样品采集和样品测定两部分。

（1）样品采集：采集所有参加体检对象的血液样品。采集静脉血测定空腹血糖、血脂。对所有18岁及以上调查对象进行糖耐量检测（测量早晨空腹口服75g葡萄糖后2h的血糖）。

（2）样品测定方法如下：

血糖：采用葡萄糖氧化酶法测定。

血清胆固醇：采用胆固醇氧化酶氨基安替吡啉酚法（CHOD-PAP）测定（全自动生化仪）。

血清甘油三酯：采用磷酸甘油氧化酶4-氯酸法测定（全自动生化仪）。

血清高密度脂蛋白胆固醇：采用直接法测定（全自动生化仪）。

4. 膳食调查　膳食调查由经过培训的调查员进行入户访问调查。

（1）连续3天24小时膳食询问调查：对调查户2岁及以上家庭成员采用询问调查的方式，让被调查者回忆调查前24小时内的进食情况，记录在家和在外吃的所有食物，包括主食、副食、零食、水果、酒、饮料等，连续3天入户询问进食情况，同时记录营养素补充剂的消费情况。12岁以下儿童可由家长或主要看护人协助完成。

（2）家庭调味品称重调查：采用称重记录法调查家庭3天各种食用油、盐、味精等主要调味品的消费量。

（3）食物频率法问卷调查：利用统一的食物频率调查问卷，收集调查户中6岁及以上调查对象在过去1年内各种食物消费频率及消费量。

（三）质量控制

为保证数据的可靠性，从国家级、省级和区（县）级3个层次制定质量控制措施和评价指标，从现场调查前期、现场调查期和现场调查后期3阶段进行质量控制，统一身体测量仪

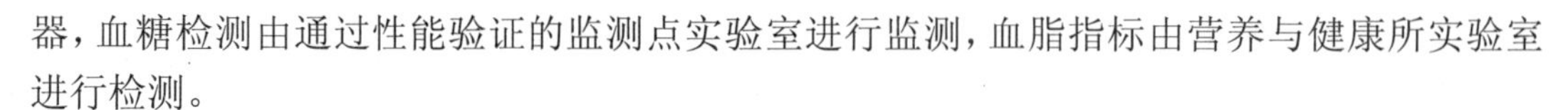

器，血糖检测由通过性能验证的监测点实验室进行监测，血脂指标由营养与健康所实验室进行检测。

1. 医学体检项目的质量控制　对身高、体重、腰围、血压指标，国家和省级质控组均到调查现场对调查员的部分测量结果进行复核，以省级质控员测量结果为标准，针对同一个体比较调查员与质控员的测量值差值，身高小于或等于 ±1cm、体重小于或等于 ±0.2kg、腰围小于或等于 ±2cm 为合格，结果显示合格率分别为 90.7%、81.0% 和 93.2%。以国家质控员测量结果为标准，身高、体重、腰围的测量合格率分别为 94.4%、81.6% 和 95.5%。现场血压测量员与国家级和省级质控员血压测量的符合率均高于 91%，最高达到 96.9%。

2. 实验室测定项目的质量控制

（1）血糖测定质控：国家实验室向各监测点实验室发出考核样品，测定 3 次以上，求出均值并上报国家实验室。国家实验室采用偏离指数（DI）法进行评分。规定的偏离尺度为靶值的 5%，即当偏离靶值 5% 时，DI=1.0。考核标准为：$DI\leq0.5$ 为优秀；$0.5<DI\leq1.0$ 为良好；$1.0<DI\leq1.6$ 为及格；$DI>1.6$ 为不及格。

大城市、中小城市、普通农村和贫困农村调查点实验室完成 2630 份定值葡萄糖液的测定，DI 评分的及格率分别为 97.8%、99.4%、99.0% 和 94.9%。完成质控血清冻干粉测试 DI 评分的及格率为 90.0%、98.4%、91.4% 和 86.9%。现场血糖检测中共有 3 个水平的盲样。其中检测低葡萄糖浓度水平盲样及格率分别为 92.1%、93.1%、89.5% 和 84.1%；中葡萄糖浓度水平盲样及格率分别为 91.9%、95.9%、90.0% 和 81.0%；高葡萄糖浓度水平盲样及格率分别为 93.2%、95.2%、91.8% 和 87.6%。完成平行样测定，及格率分别为 99.8%、99.7%、99.7% 和 98.6%。

（2）血脂测定质控

1）实验室内部质量控制：承担血脂检测的实验室工作人员均经过统一培训和考核；检测仪器为经过计量认证的全自动生化仪；采用统一的检测试剂；在测定血脂指标的同时均检测不同批号、不同浓度的质控血清，每日进行 2～3 次 2 个水平的质控样品检测，分别在样本检测开始前、检测中、检测结束后进行。

2）实验室外部质量控制：定期进行实验室间比对，保证结果的准确性。高密度脂蛋白胆固醇（HDL-C）需用新鲜血清和美国 CDC 网络实验室进行比对，偏差在 10% 以内。从实验室建立至今都通过了国家卫生计生委临床检验中心室间质量评价（3 次 / 年，5 个浓度标本 / 次）的考核。

3）质控品测定数量：大城市测定 508 个，中小城市 166 个，普通农村 151 个，贫困农村 78 个。

4）质控品结果评价：以 TC 结果为例，选择质控批号为 9001 的质控血清（靶值为 6.39mmol/L），根据每日测定均值和连续 1 个月的均值、标准差进行质控图绘制。结果显示每日测定均值均落在 1 个标准差之内，说明测定结果准确稳定。本次血脂质控还通过了美国 CDC 血脂标准化项目网络实验室的质量评价。

（四）数据分析方法

1. 患病率的计算　均进行复杂抽样加权处理，使用 2009 年国家统计局公布的人口数据作为标准人口分布。

（1）基础抽样权重计算：由于本次监测采用了不等概率抽样，因此需要根据抽样设计对样本进行抽样加权。按照本次监测的抽样设计，样本个体各阶段抽样权重如下，这里用 i 表示某一样本个体。

第 1 阶段：每个省的大城市抽取 1～2 个中心城区作为监测点，中小城市抽取 1～3 个区 / 县级市作为监测点，普通农村和贫困农村抽取 1～3 个县作为监测点，w_{si1} 为样本监测点的抽样权重，其计算公式如下：

$$大城市\ w_{si1}=\frac{所在大城市中心城区数}{样本个体所在大城市样本区数}$$

$$中小城市\ w_{si1}=\frac{所在省非中心城区数和县级市数}{样本个体所在省样本区数和县级市数}$$

$$普通农村\ w_{si1}=\frac{所在省非贫困县数}{样本个体所在省样本县数}$$

$$贫困农村\ w_{si1}=\frac{所在省贫困县数}{样本个体所在省样本县数}$$

第 2 阶段：每个区（市、县）采用 PPS 方法抽取 6 个居（村）委会，w_{si2} 为样本居（村）委会的抽样权重。

$$w_{si2}=\frac{样本个体所在区/市/县常住人口数}{6\times 样本个体所在居（村）委会人口数}$$

第 3 阶段：每个居（村）委会随机抽取调查户（75 户），w_{si3} 为样本户的抽样权重。

$$w_{si3}=\frac{所在居（村）委会总户数}{所在居（村）委会调查户数}$$

第 4 阶段：抽中调查户中所有 6 岁及以上家庭成员为调查对象，本报告将 18 岁及以上家庭成员全部纳入，因此 $w_{si4}=1$

个体 i 的基础抽样权重 $w_{si}=w_{si1}\times w_{si2}\times w_{si3}\times w_{si4}$

（2）事后分层权重：旨在调整由于抽样造成的某些重要指标在样本与总体分布上的偏差。调整的方法是通过对每一样本个体赋予事后分层权重，使这些指标按照权重计算的样本分布与总体分布是一致的。因本次调查中 6～17 岁人群和 18 岁及以上人群的抽样方法不同，权重计算方法不同。事后分层加权率与标化率的结果一致。

1）关于总体和样本的定义：总体为 2009 年全国城市、农村 6 岁及以上人口，资料来源于 2009 年国家统计局；样本为经过抽样加权调整后的样本人口。

2）分层指标的选择：根据本次监测产出的需要，同时考虑分层过细可能导致最小分层样本量不足的问题，需选择主要指标作为分层指标。由这些指标相互交叉得到的最细分层为最小分层，最小分层共计 192 层。

具体的分层指标及其层数见表 1-1。

表 1-1　分层指标及层数描述

分层指标	层数	分层标准
性别	2	男性、女性
年龄	12	18 岁及以上按照 5 岁一组进行划分，共 12 层，即 18～24，25～29，30～34，35～39，40～44，45～49，50～54，55～59，60～64，65～69，70～74，75～
地区	4	大城市、中小城市、普通农村、贫困农村

事后分层权重的计算方法：

18 岁及以上人群：

$$w_{pk}=\frac{\text{总体在第 k 层的人口数}}{\text{样本在第 k 层的权重之和}}$$

7～17 岁人群：

$$w_{pk}=\frac{\text{总体在第 k 层的人口数}}{\text{样本在第 k 层的人数之和}}$$

上式中的权重为抽样权重和无应答权重的乘积。如果将第 k 层的样本权重按照上式求和，其结果为第 k 层的总体人口数，这表明通过上述加权方法，将指标在样本和总体上的分布调整为一致。

（3）最终权重

18 岁及以上个体 i（其所在事后分层为 k）最终权重为以上抽样权重和事后分层的乘积，即

$$w_{finali}=w_{si}\times w_{pk}$$

7～17 岁个体来自抽样人群和补充人群，在分析计算分年龄组、性别结果时只考虑调整事后分层权重。

$$w_{finali}=w_{pk}$$

2．采用 SAS9.4 进行统计分析　加权估计不同地区、不同年龄人群某疾病的患病率和 95%*CI*，使用 PROC SURVEYFREQ 过程实现；均值标准误的估计使用 PROC SURVEYMEANS 过程实现。患病率比（Prevalence Ratio，PR）计算采用 PROC SURVEYPHREG 过程实现。

（五）相关指标定义

1．18 岁及以上成年人代谢综合征诊断标准　分别应用 IDF、ATPⅢ和 CDS 标准进行诊断。见表 1-2。

表 1-2　18 岁及以上成年人代谢综合征诊断标准

诊断标准组分	IDF（2005 年）[1]	ATPⅢ（2001 年）[2]	CDS（2013 年）[3]
	腹型肥胖加其他 4 因素中任意 2 项或 2 项以上改变者	符合下列 5 项组成成分中的 3 项或 3 项以上改变者	符合以下 5 项组成成分中的 3 项或全部者
腹型肥胖			
腰围	腰围≥90cm（男） 腰围≥80cm（女）	腰围≥102cm（男） 腰围≥88cm（女）	腰围≥90cm（男） 腰围≥85cm（女）
血脂异常			
甘油三酯（TG）（mmol/L）	TG≥1.7mmol/L 或已接受针对此脂质异常的特殊治疗	TG≥1.7mmol/L	TG≥1.7mmol/L
HDL-C（mmol/L）	HDL-C<1.04mmol/L（男） HDL-C<1.30mmol/L（女） 或已接受针对此脂质异常的特殊治疗	HDL-C<1.04mmol/L（男） HDL-C<1.30mmol/L（女）	HDL-C<1.04mmol/L

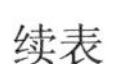

续表

诊断标准组分	IDF（2005年）[1]	ATPⅢ（2001年）[2]	CDS（2013年）[3]
高血压			
收缩压（SBP）/舒张压（DBP）（mm Hg）	SBP≥130mm Hg 或 DBP≥85mmHg 或此前已被诊断为高血压而接受治疗	SBP≥130mm Hg 或 DBP≥85mmHg 或抗高血压药物治疗	SBP≥130mm Hg 或 DBP≥85mmHg 或已被诊断为高血压而接受治疗
高血糖			
空腹血糖（FPG）（mmol/L）	FPG≥5.6mmol/L，或已被诊断为2型糖尿病	FPG≥6.1mmol/L，或已被诊断为2型糖尿病	FPG≥6.1mmol/L 或已被诊断为2型糖尿病
口服葡萄糖耐量试验（OGTT）（mmol/L）			OGTT≥7.8mmol/L，或已被诊断为2型糖尿病并治疗者

2. 10～17岁儿童青少年代谢综合征诊断标准

Cook标准：Cook等[4]2003年提出的诊断指标，使用中国儿童青少年的腰围和血压参考值进行修订，满足以下5项中的3项即可判定为代谢综合征：①腰围超过同年龄、同性别腰围值的P90，参照“中国汉族学龄儿童青少年腰围正常值”[5]；②血压超过同年龄、同性别血压值的P90，参照“中国儿童青少年血压参照标准”[6]；③TG≥1.24mmol/L；④HDL-C≤1.03m；⑤空腹血糖≥6.1mmol/L。

中国标准：2012年中华医学会提出[7]，在满足中心性肥胖的前提下，其余4项中满足2项即可诊断为MS：①腰围超过同年龄、同性别腰围值的P90；②血压超过同年龄、同性别血压值的P95；③TG≥1.47mmol/L；④HDL-C≤1.03m或non-HDL-C≥3.76mmol/L；⑤空腹血糖≥5.6mmol/L或OGTT≥7.8mmol/L，但<11.1mmol/L或已诊断为2型糖尿病。腰围切点均参照“中国汉族学龄儿童青少年腰围正常值”[5]，血压切点参照“中国儿童青少年血压参照标准”[6]。

3. 7～9岁儿童代谢异常诊断界值[7]

（1）肥胖：体质指数≥同年龄同性别儿童BMI的P95或腰围≥同年龄、同性别腰围值的P95。

（2）高血压：血压≥同年龄、同性别血压值的P95。

（3）脂代谢紊乱：①TG≥1.47mmol/L；②HDL-C≤1.03m；③non-HDL-C≥3.76mmol/L。

（4）高血糖：FPG≥5.6mmol/L。

4. 儿童青少年超重肥胖诊断标准　按照中国学生超重肥胖BMI筛查标准[8]。

5. 南北方地区　北方地区包括华北地区，东北地区，西北地区；南方地区包括华东地区，华南地区，西南地区。

参考文献

[1] 宋秀霞，纪立农. 国际糖尿病联盟代谢综合征全球攻势定义[J]. 中华糖尿病杂志，2005，13：178-180.

[2] National Institutes of Health. Third report of the national cholesterol education program（NCEP）expert panel on the detection，evaluation，and treatment of high blood cholesterol in adults（Adult treatment panelⅢ），Bethesda：National Institute of Health Publication，2001.II27.

[3] 中华医学会糖尿病分会. 中国2型糖尿病防治指南(2013年版)[J]. 中国医学前沿杂志(电子版)2015, 7(3): 26-89.

[4] COOK S, WEITZMAN M, AUINGER P, et al. Prevalenceof a metabolic syndrome phenotype in adolescents: findings from the third National Health and NutritionExamination Survey, 1988-1994[J]. Arch PediatrAdolesc Med, 2003, 157(8): 821-827.

[5] 季成叶, 马军, 何忠虎, 等. 中国汉族学龄儿童青少年腰围正常值[J]. 中国学校卫生, 2010, 31(3): 257-259.

[6] 米杰, 王天有, 孟玲慧, 等. 中国儿童青少年血压参照标准的研究制定[J]. 中国循证儿科杂志, 2010, 5(1): 4-14.

[7] 中华医学会儿科学分会内分泌遗传代谢学组. 中国儿童青少年代谢综合征定义和防治建议[J]. 中国儿科杂志, 2012, 50(6): 420-422.

[8] 季成叶. 中国学生超重肥胖BMI筛查标准的应用[J]. 中国学校卫生, 2004, 25(1): 125-128.

第二章 调查人口基本情况

一、按地区、性别分组样本量

本调查样本总数为 127 162 人，其中男性 56 197 人(44.2%)，女性 70 965 人(55.8%)。其中，大城市居民 28 918 人(22.7%)，中小城市居民 36 769 人(28.9%)，普通农村居民 39 620 人(31.2%)，贫困农村居民 21 855 人(17.2%)(表 2-1)。

表 2-1 不同地区样本量

年龄组	性别	大城市	中小城市	普通农村	贫困农村	合计
7～9 岁	男性	776	942	852	580	3150
	女性	744	971	793	534	3042
10～17 岁	男性	1959	2742	2238	1608	8547
	女性	2014	2681	2090	1540	8325
≥18 岁	男性	9428	12 377	14 965	7730	44 500
	女性	13 997	17 056	18 682	9863	59 598
合计		28 918	36 769	39 620	21 855	127 162

二、按年龄分组样本量

按年龄分组，7～9 岁 6192 人(4.9%)，10～13 岁 8998 人(7.0%)，14～17 岁 7874 人(6.2%)，18～44 岁共 32 776 人(25.8%)，45～59 岁共 39 183 人(30.8%)，60～74 岁共 26 693 人(21.0%)，75 岁及以上共 5446 人(4.3%)(表 2-2)。

表 2-2 各地区分年龄组样本量

年龄组	大城市	中小城市	普通农村	贫困农村
7～9 岁	1520	1913	1645	1114
10～13 岁	2072	2931	2351	1644
14～17 岁	1901	2492	1977	1504
18～44 岁	6487	9003	10 579	6707
45～59 岁	8596	11 234	13 168	6185
60～74 岁	6743	7646	8313	3991
75 岁及以上	1599	1550	1587	710

三、18 岁及以上样本人群按家庭人均年收入水平的样本量

按家庭人均年收入水平分组，5000 元以下为 26 467 人（25.4%），5000～9999 元为 24 553 人（23.6%），10 000～14 999 元为 19 346 人（18.6%），15 000～19 999 元为 10 336 人（9.9%），20 000～24 999 元为 7330 人（7.0%），25 000～29 999 元为 3083 人（3.0%），30 000～34 999 元为 2289 人（2.2%），35 000～39 999 元为 1373 人（1.3%），40 000 元及以上为 3267 人（3.1%），另有 6054 人未回答（5.8%）（表 2-3）。

表 2-3　18 岁及以上人群按家庭人均年收入水平的样本分布

收入水平	大城市		中小城市		普通农村		贫困农村	
	N	%	N	%	N	%	N	%
<5000 元	2200	9.4	6048	20.5	10 136	30.1	8083	45.9
5000～9999 元	3066	13.1	6788	23.1	9632	28.6	5067	28.8
10 000～14 999 元	4465	19.1	6047	20.5	6503	19.3	2331	13.2
15 000～19 999 元	3508	15.0	3382	11.5	2655	7.9	791	4.5
20 000～24 999 元	2962	12.6	2371	8.1	1494	4.4	503	2.9
25 000～29 999 元	1405	6.0	942	3.2	585	1.7	151	0.9
30 000～34 999 元	1110	4.7	646	2.2	457	1.4	76	0.4
35 000～39 999 元	762	3.3	393	1.3	194	0.6	24	0.1
≥40 000 元	1588	6.8	1006	3.4	577	1.7	96	0.5
未回答	2359	10.1	1810	6.1	1414	4.2	471	2.7

四、18 岁及以上样本人群不同文化程度的样本量

按照文化程度分组，文盲 13 221 人（12.7%），小学文化程度 30 900 人（29.7%），初中文化程度 36 163 人（34.7%），高中 / 中专文化程度 16 121 人（15.5%），大专 / 职大文化程度 4752 人（4.6%），大学及以上文化程度 2936 人（2.8%）（表 2-4）。

表 2-4　18 岁及以上人群按不同文化程度的样本分布

文化程度	大城市		中小城市		普通农村		贫困农村	
	N	%	N	%	N	%	N	%
文盲	1190	5.1	2953	10.0	4674	13.9	4404	25.0
小学	3705	15.8	7769	26.4	12 671	37.7	6755	38.4
初中	7478	31.9	10 716	36.4	12 888	38.3	5081	28.9
高中 / 中专	6452	27.5	5660	19.2	2881	8.6	1128	6.4
大专 / 职大	2653	11.3	1575	5.4	366	1.1	158	0.9
大学及以上	1947	8.3	755	2.6	167	0.5	67	0.4
缺失			5	0.0				

五、18 岁及以上样本人群不同职业的样本量

按职业分组，在校学生 728 人（0.7%），家务人员 16 714 人（16.1%），待业人员 3057 人（2.9%），离退休人员 17 018 人（16.3%），行政人员 2032 人（2.0%），专业技术人员 3941 人（3.8%），办事人员和有关人员 2572 人（2.5%），商业、服务业人员 6684 人（6.4%），农林牧渔水利业生产人员 41 581 人（39.9%），生产运输设备操作人员及有关人员 2353 人（2.3%），其他 7418 人（7.1%）（表 2-5）。

表 2-5　18 岁及以上人群按不同职业的样本分布

职业	大城市		中小城市		普通农村		贫困农村	
	N	%	N	%	N	%	N	%
在校学生	230	1.0	184	0.6	225	0.7	89	0.5
家务	2230	9.5	5338	18.1	5810	17.3	3336	19.0
待业	1475	6.3	1072	3.6	383	1.1	127	0.7
离退休人员	10 280	43.9	5612	19.1	919	2.7	207	1.2
行政人员	936	4.0	726	2.5	240	0.7	130	0.7
专业技术人员	1621	6.9	1511	5.1	516	1.5	293	1.7
办事人员和有关人员	1368	5.8	868	2.9	241	0.7	95	0.5
商业、服务业人员	2334	10.0	2532	8.6	1470	4.4	348	2.0
农林牧渔水利业生产人员	180	0.8	7687	26.1	21 696	64.5	12 018	68.3
生产运输设备操作人员及有关人员	486	2.1	1069	3.6	666	2.0	132	0.8
其他	2285	9.8	2834	9.6	1481	4.4	818	4.6

第三章 中国成年居民代谢综合征患病状况

一、样本人群代谢综合征主要指标平均水平

表 3-1 显示，男性 SBP、DBP、TG、FPG 高于女性（$P<0.0001$）；BMI、HDL-C、OGTT 低于女性（$P<0.0001$）；城市 SBP、DBP 均低于农村居民，BMI、WC、TG、FPG、OGTT 均高于农村居民（$P<0.0001$）。城市男性居民的 HDL-C 低于农村男性居民（$P<0.0001$），而城市女性居民的 HDL-C 高于农村女性居民（$P<0.0001$）。

表 3-1 MS 主要指标平均水平

	男性			女性		
	小计（n=44 500）	城市（n=21 805）	农村（n=22 695）	小计（n=59 598）	城市（n=31 053）	农村（n=28 545）
SBP（mmHg）	126.85±19.85*	126.42±20.19#	127.25±19.51	124.15±21.59	123.14±21.84#	125.25±21.27
DBP（mmHg）	79.98±11.74*	79.77±11.88#	80.18±11.60	77.58±11.77	77.00±11.84#	78.20±11.67
BMI（kg/m²）	23.80±3.46*	24.37±3.38#	23.25±3.44	23.97±3.64	24.20±3.60#	23.72±3.67
WC（cm）	83.68±10.40*	85.74±10.07#	80.71±9.75	80.18±9.94	81.70±10.33#	79.60±10.11
TG（mmol/L）	1.51±1.16*	1.60±1.19#	1.42±1.12	1.38±0.95	1.40±0.94#	1.34±0.96
HDL-C（mmol/L）	1.15±0.33*	1.13±0.32#	1.18±0.35	1.22±0.32	1.23±0.31#	1.21±0.33
FPG（mmol/L）	5.43±1.39*	5.59±1.47#	5.28±1.29	5.38±1.35	5.48±1.38	5.28±1.29
OGTT（mmol/L）	5.76±2.33*	5.93±2.46#	5.61±2.20	5.88±2.21	5.97±2.33#	5.80±2.08

注：* 男女相比有显著性差异 $P<0.0001$；# 同性别城市和农村相比有显著性差异 $P<0.0001$

二、18 岁及以上成年人代谢综合征不同组分患病率

（一）城乡 4 类地区人群代谢综合征不同组分患病率

不同的 MS 诊断标准所定义的评价指标有所差异：IDF（2005）、ATPⅢ（2001）和 CDS（2013）均选择了腰围作为评价腹型肥胖的指标，但 3 个标准的切点不同，IDF（2005）定义男性腰围≥90cm，女性腰围≥80cm 为切点；ATPⅢ（2001）定义男性腰围≥102cm，女性腰围≥88cm 为切点；CDS（2013）定义男性腰围≥90cm，女性腰围≥85cm 为切点。3 个标准中均包含高血糖的指标，但不一致，IDF（2005）中高血糖的定义为 FPG≥5.6mmol/L，或已被

诊断为 2 型糖尿病；ATPⅢ（2001）的定义为 FPG≥6.1mmol/L，或已被诊断为 2 型糖尿病；CDS（2013）的定义为 FPG≥6.1mmol/L 或 OGTT≥7.8mmol/L，或已被诊断为 2 型糖尿病并治疗者。对于血脂异常的指标，IDF（2005）、ATPⅢ（2001）和 CDS（2013）均选择了高 TG 血症和低 HDL-C 血症两个指标，IDF（2005）和 ATPⅢ（2001）定义分别为 TG≥1.7mmol/L 和 HDL-C<1.03mmol/L（男）、HDL-C<1.29mmol/L（女）；CDS（2013）规定 HDL-C<1.04mmol/L，TG≥1.7mmol/L。3 个标准中高血压的定义均为 SBP≥130mmHg 或 DBP≥85mmHg，或已接受相应治疗，或此前已诊断为高血压。

从 MS 各组分指标的患病率总体上看，大城市、中小城市、普通农村、贫困农村各项指标患病率依次递减（表 3-2，图 3-1 至图 3-3）。

1．腹型肥胖　腹型肥胖患病率为 34.4%（IDF 标准）、10.4%（ATPⅢ标准）、25.8%（CDS 标准）。城市高于农村（IDF：分别为 37.0%、31.9%；ATPⅢ：分别为 10.7%、10.1%；CDS：分别为 27.9%、23.6%）。

2．高血糖　高血糖患病率为 25.5%（IDF 标准）、12.0%（ATPⅢ标准）、16.2%（CDS）。城市高于农村（IDF：分别为 26.5%、24.5%；ATPⅢ：分别为 12.8%、11.3%；CDS：分别为 16.5%、15.8%）。

表 3-2　不同地区 MS 不同组分的患病率

	例数	腹型肥胖（%）（IDF）	腹型肥胖（%）（ATPⅢ）	腹型肥胖（%）（CDS）	高血糖（%）（IDF）	高血糖（%）（ATPⅢ）	高血糖（%）（CDS）	高 TG 血症（%）	低 HDL-C 血症（%）（IDF&ATPⅢ）	低 HDL-C 血症（%）（CDS）	高血压（%）
大城市	23 425	38.0（36.9～39.0）	10.9（10.4～11.5）	29.1（28.2～30.0）	29.7（28.7～30.7）	16.9（16.0～17.7）	20.7（19.8～21.6）	26.7（25.8～27.6）	53.3（52.2～54.5）	36.0（34.9～37.2）	36.4（35.4～37.4）
中小城市	29 433	36.8（35.9～37.7）	10.6（10.1～11.1）	27.7（26.8～28.5）	25.9（25.1～26.7）	12.1（11.5～12.6）	15.8（15.2～16.3）	25.4（24.6～26.3）	49.4（48.4～50.4）	32.3（31.4～33.2）	36.3（35.5～37.2）
普通农村	33 647	34.0（33.1～34.8）	11.0（10.5～11.5）	25.5（24.7～26.3）	24.9（24.1～25.7）	11.6（11.0～12.1）	16.1（15.5～16.7）	22.6（21.8～23.4）	48.3（47.3～49.3）	32.4（31.5～33.2）	33.3（32.5～34.1）
贫困农村	17 593	27.2（26.1～28.2）	8.1（7.6～8.7）	19.3（18.4～20.2）	23.6（22.5～24.7）	10.7（10.0～11.4）	15.2（14.3～16.0）	20.1（19.1～21.1）	49.3（48.0～50.5）	32.3（31.0～33.5）	30.7（29.6～31.7）
城市	52 858	37.0（36.2～37.8）	10.7（10.2～11.1）	27.9（27.2～28.6）	26.5（25.8～27.2）	12.8（12.3～13.2）	16.5（16.0～17.0）	25.6（24.9～26.4）	50.0（49.1～50.9）	32.8（32.0～33.6）	36.3（35.6～37.1）
农村	51 240	31.9（31.2～32.6）	10.1（9.8～10.5）	23.6（23.0～24.2）	24.5（23.9～25.1）	11.3（10.9～11.7）	15.8（15.3～16.3）	21.8（21.2～22.4）	48.6（47.8～49.4）	32.3（31.6～33.7）	32.5（31.8～33.2）
合计	104 098	34.4（33.9～35.0）	10.4（10.1～10.7）	25.8（25.3～26.2）	25.5（25.0～26.0）	12.0（11.7～12.3）	16.2（15.8～16.5）	23.7（23.3～24.2）	49.3（48.7～49.9）	32.6（32.0～33.1）	34.4（33.9～34.9）

3. 血脂异常　高 TG 血症患病率为 23.7%。城市高于农村（分别为 25.6%、21.8%）。以 IDF&ATPⅢ标准，低 HDL-C 血症患病率为 49.3%。城市和农村患病率差异不显著（分别为 50.0%、48.6%）。以 CDS 标准低 HDL-C 血症患病率为 32.6%。城市和农村患病率差异不显著（分别为 32.8%、32.3%）。

4. 高血压　高血压患病率为 34.4%。城市高于农村（分别为 36.3%、32.5%）。

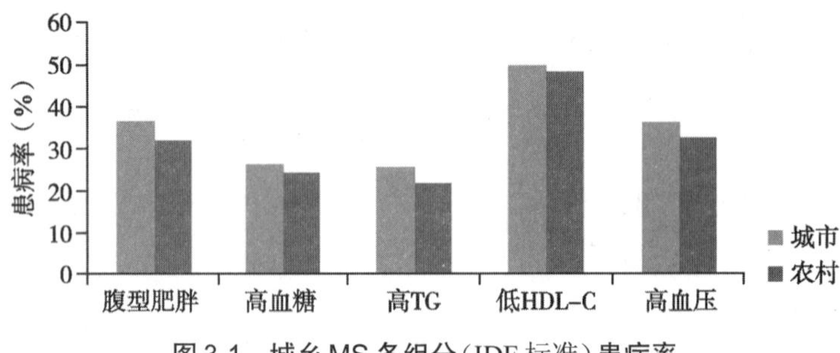

图 3-1　城乡 MS 各组分（IDF 标准）患病率

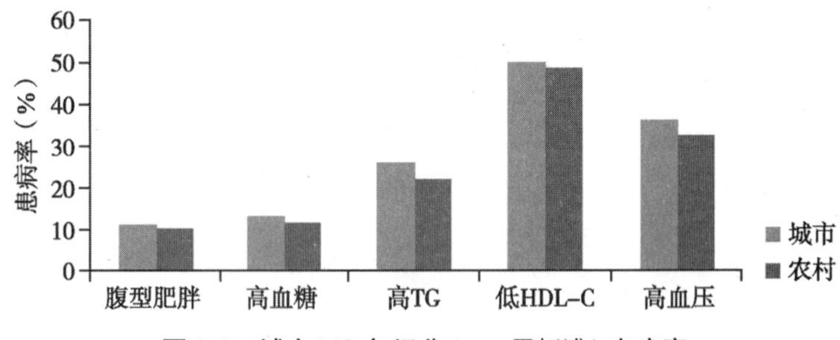

图 3-2　城乡 MS 各组分（ATPⅢ标准）患病率

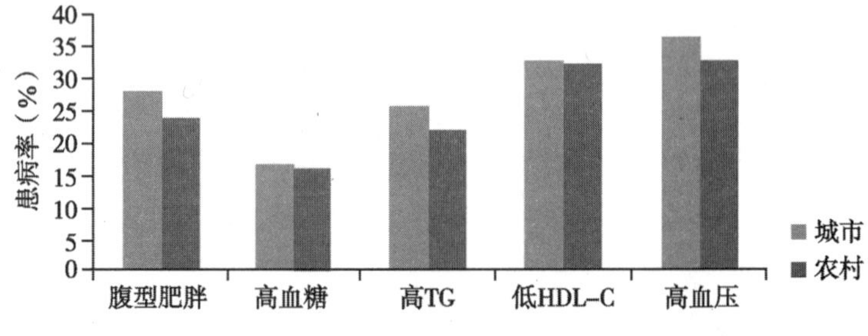

图 3-3　城乡 MS 各组分（CDS 标准）患病率

（二）不同年龄性别人群代谢综合征各组分患病率

1. 腹型肥胖　男性腹型肥胖患病率低于女性腹型肥胖患病率（IDF：分别为 26.0%、43.1%；ATPⅢ：分别为 4.0%、17.0%；CDS：分别为 26.0%、25.5%）。对于男性人群，45～59 岁腹型肥胖患病率最高（IDF 和 CDS：30.0%；ATPⅢ：4.2%），而 18～44 岁、60～74 岁、75 岁及以上组腹型肥胖患病率差异不显著（IDF 和 CDS：分别为 24.2%、26.5%、23.3%；ATPⅢ：分别为 4.0%、3.9%、3.9%）。对于女性人群，18～44 岁、45～59 岁、60～74 岁腹型肥胖患病率依次递增（IDF：分别为 32.5%、56.5%、60.5%；ATPⅢ：分别为 10.5%、23.7%、29.6%；CDS：17.0%、35.5%、40.7%），而 75 岁及以上人群腹型肥胖患病率略有下降（IDF：50.6%；

ATPⅢ：24.2%；CDS：34.1%）（表3-3）。

2．高血糖　男性高血糖患病率高于女性（IDF：分别为27.0%、23.9%；ATPⅢ：分别为12.8%、11.3%；CDS：分别为16.8%、15.5%）。无论男性还是女性人群，18～44岁、45～59岁、60～74岁高血糖患病率依次递增（男性：IDF标准分别为20.4%、34.6%和38.1%；ATPⅢ标准分别为8.1%、17.8%和21.2%；CDS标准分别为10.9%、22.2%和28.6%；女性：IDF标准分别为15.4%、31.3%和41.7%；ATPⅢ标准分别为5.4%、16.2%和24.2%；CDS标准分别为8.2%、20.5%、32.0%），而75岁及以上人群与60～74岁人群的高血糖患病率差异不显著，男性略有上升，女性略有下降（男性：IDF：40.9%；ATPⅢ：23.8%；女性：IDF：39.8%；ATPⅢ：21.9%）。按照CDS标准，75岁及以上人群高血糖的患病率均高于75岁以下人群，男女差别不大（表3-3）。

3．高TG　男性高TG血症的患病率总体高于女性（分别为28.3%、19.0%）。18～44岁、45～59岁人群男性高TG血症患病率高于女性（男性分别为29.1%、31.2%；女性分别为12.2%、26.9%），而60～74岁、75岁以上人群则是女性高于男性（男性分别为21.4%、15.2%；女性分别为31.3%、25.0%）。男性在45～59岁患病率最高，而女性在60～74岁患病率最高（表3-3）。

4．低HDL-C血症　男性低HDL-C血症患病率低于女性（分别为39.4%、59.5%）。男性人群18～44岁、45～59岁、60～74岁、75岁及以上低HDL-C血症患病率依次递减（分别为41.9%、38.0%、33.2%和29.9%），而女性人群各年龄组间则无显著差异（分别为59.7%、59.3%、59.6%和57.0%）（表3-3）。

5．高血压　男性高血压患病率总体高于女性（分别为37.7%、31.1%）。无论是男性还是女性人群，18～44岁、45～59岁、60～74岁、75岁及以上高血压患病率依次递增（男性分别为25.1%、49.0%、64.1%和70.4%；女性分别为12.9%、46.0%、66.9%和76.8%），18～44岁、45～59岁人群男性高血压患病率高于女性，而60～74岁、75岁及以上人群则是女性高于男性（表3-3）。

（三）代谢综合征主要指标患病率的区域特点

1．腹型肥胖　腹型肥胖患病率北方高于南方（IDF：分别为39.2%、32.6%；ATPⅢ：分别为12.8%、9.4%；CDS：分别为30.2%、24.0%），城市人群和农村人群腹型肥胖患病率均为北方高于南方（城市：IDF：分别为42.9%、34.3%；ATPⅢ：分别为13.8%、9.3%；CDS：分别为33.4%、25.4%；农村：IDF：分别为34.7%、30.9%；ATPⅢ：分别为11.7%、9.6%；CDS：分别为26.3%、22.7%）（表3-4，图3-4）。

2．高血糖　总体上北方高血糖患病率低于南方高血糖患病率（分别为14.2%、17.0%），无论是城市还是农村人群高血糖患病率均为北方低于南方（城市：分别为14.9%、17.2%；农村：分别为13.3%、16.8%）（表3-4，图3-4）。

3．高TG血症　高TG血症患病率总体上北方略高于南方（分别为25.6%、23.0%），其中，北方城市人群患病率高于南方城市（分别为28.5%、24.4%），而北方农村与南方农村人群患病率差异不显著（分别为22.2%、21.7%）（表3-4，图3-4）。

4．低HDL-C血症　按照IDF和ATPⅢ标准，低HDL-C血症患病率总体上北方高于南方（分别为58.2%、45.7%）。城市人群和农村人群患病率均为北方高于南方（城市：分别为53.6%、48.4%；农村：分别为63.7%、43.2%）。按照CDS标准，低HDL-C患病率总体上北方高于南方（分别为41.2%、29.1%）。城市人群和农村人群患病率均为北方高于南方（城市：分别为35.8%、31.5%；农村：分别为47.6%、26.9%）（表3-4，图3-4）。

表 3-3　不同年龄性别人群 MS 各组分患病率

	例数	腹型肥胖（%）（IDF）	腹型肥胖（%）（ATPⅢ）	腹型肥胖（%）（CDS）	高血糖（%）（IDF）	高血糖（%）（ATPⅢ）	高血糖（%）（CDS）	高 TG 血症（%）	低 HDL-C 血症（%）（IDF&ATPⅢ）	低 HDL-C 血症（%）（CDS）	高血压（%）
男性 18～44 岁	13 144	24.2 （23.1～25.4）	4.0 （3.5～4.5）	24.2 （23.1～25.4）	20.4 （19.3～21.5）	8.1 （7.4～8.8）	10.9 （10.1～11.7）	29.1 （27.9～30.4）	41.9 （40.5～43.3）	41.9 （40.5～43.3）	25.1 （24.0～26.3）
45～59 岁	16 267	30.0 （29.0～31.0）	4.2 （3.8～4.7）	30.0 （29.0～31.0）	34.6 （33.6～35.6）	17.8 （16.9～18.6）	22.2 （21.3～23.1）	31.2 （30.2～32.2）	38.0 （37.0～39.1）	38.0 （37.0～39.1）	49.0 （48.0～50.1）
60～74 岁	12 429	26.5 （25.4～27.6）	3.9 （3.4～4.4）	26.5 （25.4～27.6）	38.1 （36.9～39.3）	21.2 （20.2～22.2）	28.6 （27.5～29.8）	21.4 （20.4～22.5）	33.2 （32.0～34.3）	33.2 （32.0～34.3）	64.1 （62.9～65.3）
75 岁及以上	2660	23.3 （21.0～25.5）	3.9 （2.6～5.1）	23.3 （21.0～25.5）	40.9 （38.2～43.7）	23.8 （21.2～26.3）	34.1 （31.4～36.8）	15.2 （13.2～17.1）	29.9 （27.5～32.2）	29.9 （27.5～32.2）	70.4 （67.9～72.9）
小计	44 500	26.0 （25.3～26.8）	4.0 （3.7～4.4）	26.0 （25.3～26.8）	27.0 （26.3～27.7）	12.8 （12.3～13.3）	16.8 （16.2～17.4）	28.3 （27.5～29.1）	39.4 （38.5～40.3）	39.4 （38.5～40.3）	37.7 （36.9～38.5）
女性 18～44 岁	19 632	32.5 （31.4～33.6）	10.5 （9.8～11.1）	17.0 （16.2～17.8）	15.4 （14.6～16.2）	5.4 （4.9～5.8）	8.2 （7.6～8.7）	12.2 （11.5～12.9）	59.7 （58.6～60.9）	24.2 （23.3～25.2）	12.9 （12.2～13.5）
45～59 岁	22 916	56.5 （55.5～57.4）	23.7 （22.9～24.5）	35.0 （34.1～35.9）	31.3 （30.4～32.2）	16.2 （15.5～16.8）	20.5 （19.7～21.2）	26.9 （26.1～27.8）	59.3 （58.4～60.3）	27.0 （26.2～27.8）	46.0 （45.1～47.0）
60～74 岁	14 264	60.5 （59.3～61.7）	29.6 （28.4～30.8）	40.7 （39.5～42.0）	41.7 （40.4～42.9）	24.2 （23.1～25.3）	32.0 （30.8～33.2）	31.3 （30.1～32.4）	59.6 （58.4～60.8）	28.1 （27.0～29.2）	66.9 （65.7～68.1）
75 岁及以上	2786	50.6 （48.0～53.3）	24.2 （22.0～26.5）	34.1 （31.6～36.7）	39.8 （37.2～42.4）	21.9 （19.6～24.1）	34.4 （31.8～36.9）	25.0 （22.8～27.3）	57.0 （54.4～59.7）	25.8 （23.6～28.1）	76.8 （74.5～79.0）
小计	59 598	43.1 （42.4～43.9）	17.0 （16.5～17.4）	25.5 （24.9～26.1）	23.9 （23.4～24.5）	11.3 （10.9～11.7）	15.5 （15.1～16.0）	19.0 （18.5～19.5）	59.5 （58.8～60.2）	25.5 （24.9～26.1）	31.1 （30.5～31.7）
男女合计 18～44 岁	32 776	28.3 （27.5～29.1）	7.1 （6.7～7.6）	20.7 （20.0～21.4）	18.0 （17.3～18.7）	6.8 （6.4～7.2）	9.6 （9.1～10.1）	20.9 （20.1～21.6）	50.6 （49.6～51.5）	33.3 （32.4～34.2）	19.2 （18.5～19.8）
45～59 岁	39 183	43.0 （42.3～43.7）	13.8 （13.3～14.3）	32.5 （31.8～33.2）	33.0 （32.3～33.6）	17.0 （16.4～17.5）	21.3 （20.8～21.9）	29.1 （28.4～29.8）	48.5 （47.8～49.2）	32.6 （32.0～33.3）	47.6 （46.8～48.3）
60～74 岁	26 693	43.5 （42.6～44.3）	16.7 （16.0～17.4）	33.6 （32.8～34.4）	39.9 （39.0～40.8）	22.7 （21.9～23.4）	30.3 （29.5～31.1）	26.3 （25.5～27.1）	46.4 （45.5～47.2）	30.7 （29.9～31.4）	65.5 （64.7～66.3）
75 岁及以上	5446	38.6 （36.8～40.5）	15.3 （13.9～16.7）	29.4 （27.6～31.1）	40.3 （38.4～42.2）	22.7 （21.0～24.4）	34.2 （32.4～36.1）	20.7 （19.2～22.2）	45.1 （43.2～47.0）	27.6 （26.0～29.2）	74.0 （72.3～75.6）
小计	104 098	34.4 （33.9～35.0）	10.4 （10.1～10.7）	25.8 （25.3～26.2）	25.5 （25.0～26.0）	12.0 （11.7～12.3）	16.2 （15.8～16.5）	23.7 （23.3～24.2）	49.3 （48.7～49.9）	32.6 （32.0～33.1）	34.4 （33.9～34.9）

表 3-4　南方、北方不同性别人群 MS 各组分患病率

	例数	腹型肥胖（%）（IDF）	腹型肥胖（%）（ATPⅢ）	腹型肥胖（%）（CDS）	FPG 升高（%）（IDF）	FPG 升高（%）（ATPⅢ）	高血糖（%）（CDS）	高 TG 血症（%）	低 HDL-C 血症（%）（IDF&ATPⅢ）	低 HDL-C 血症（%）（CDS）	高血压（%）
北方城市 男性	7570	36.3（34.2～38.4）	6.7（5.5～7.8）	36.3（34.2～38.4）	27.6（25.8～29.4）	13.3（12.2～14.5）	16.0（14.7～17.3）	33.7（31.6～35.8）	43.5（41.3～45.7）	43.5（41.3～45.7）	41.1（39.0～43.2）
女性	10 879	49.8（47.8～51.7）	21.1（19.7～22.5）	30.5（28.8～32.1）	21.6（20.4～22.9）	11.2（10.3～12.0）	13.8（12.8～14.8）	23.1（21.5～24.7）	64.0（62.1～65.9）	27.9（26.1～29.6）	31.1（29.6～32.6）
小计	18 449	42.9（41.5～44.4）	13.8（12.9～14.7）	33.4（32.1～34.8）	24.7（23.5～25.8）	12.3（11.5～13.0）	14.9（14.1～15.7）	28.5（27.1～29.8）	53.6（52.1～55.1）	35.8（34.4～37.2）	36.2（34.9～37.5）
北方农村 男性	8190	25.5（23.9～27.2）	4.8（4.0～5.7）	25.5（23.9～27.2）	23.4（21.9～24.9）	11.5（10.4～12.6）	14.0（12.8～15.1）	25.1（23.5～26.7）	52.2（50.4～54.0）	52.2（50.4～54.0）	38.2（36.4～39.9）
女性	10 158	44.4（42.8～46.0）	19.0（17.9～20.2）	27.2（25.8～28.6）	20.5（19.3～21.7）	8.9（8.1～9.6）	12.5（11.5～13.5）	19.1（18.0～20.3）	75.9（74.5～77.2）	42.7（41.1～44.3）	32.2（30.8～33.5）
小计	18 348	34.7（33.5～35.9）	11.7（11.0～12.5）	26.3（25.2～27.4）	22.0（21.0～23.0）	10.2（9.5～10.9）	13.3（12.5～14.0）	22.2（21.2～23.2）	63.7（62.5～64.9）	47.6（46.4～48.8）	35.3（34.1～36.4）
北方地区 男性	15 760	31.3（30.0～32.7）	5.8（5.1～6.5）	31.3（30.0～32.7）	25.7（24.5～26.9）	12.5（11.7～13.3）	15.1（14.2～16.0）	29.7（28.4～31.1）	47.5（46.1～49.0）	47.5（46.1～49.0）	39.7（38.3～41.1）
女性	21 037	47.3（46.0～48.6）	20.2（19.2～21.1）	29.0（27.8～30.1）	21.1（20.2～22.0）	10.1（9.5～10.7）	13.2（12.5～13.9）	21.3（20.3～22.3）	69.4（68.2～70.6）	34.6（33.4～35.8）	31.6（30.6～32.6）
小计	36 797	39.2（38.2～40.1）	12.8（12.2～13.4）	30.2（29.3～31.1）	23.4（22.7～24.2）	11.3（10.8～11.8）	14.2（13.6～14.7）	25.6（24.7～26.5）	58.2（57.2～59.2）	41.2（40.2～42.2）	35.8（34.9～36.6）
南方城市 男性	14 235	27.0（25.6～28.3）	3.4（2.9～4.0）	27.0（25.6～28.3）	28.7（27.4～30.1）	13.8（12.9～14.7）	18.1（17.0～19.1）	30.3（28.8～31.8）	40.0（38.4～41.6）	40.0（38.4～4[illegible].6）	40.0（38.5～41.5）

续表

	例数	腹型肥胖（%）（IDF）	腹型肥胖（%）（ATPⅢ）	腹型肥胖（%）（CDS）	FPG升高（%）（IDF）	FPG升高（%）（ATPⅢ）	高血糖（%）（CDS）	高TG血症（%）	低HDL-C血症（%）（IDF&ATPⅢ）	低HDL-C血症（%）（CDS）	高血压（%）
女性	20 174	41.8（40.6～43.1）	15.2（14.4～16.0）	23.8（22.8～24.8）	25.8（24.8～26.9）	12.2（11.5～12.8）	16.3（15.5～17.1）	18.3（17.4～19.1）	56.9（55.6～58.3）	22.8（21.8～23.9）	32.8（31.6～33.9）
小计	34 409	34.3（33.4～35.3）	9.3（8.8～9.8）	25.4（24.6～26.3）	27.3（26.4～28.1）	13.0（12.4～13.6）	17.2（16.5～17.8）	24.4（23.5～25.2）	48.4（47.3～49.5）	31.5（30.5～32.5）	36.4（35.5～37.4）
南方农村男性	14 505	21.0（19.8～22.1）	3.3（2.8～3.7）	21.0（19.8～22.1）	26.4（25.1～27.7）	12.0（11.2～12.8）	16.9（16.0～17.9）	25.3（24.0～26.6）	32.5（31.0～33.9）	32.5（31.0～33.9）	33.9（32.6～35.2）
女性	18 387	41.1（40.0～42.2）	16.1（15.3～16.9）	24.4（23.4～25.3）	24.3（23.4～25.2）	11.4（10.7～12.0）	16.6（15.8～17.3）	18.0（17.1～18.8）	54.3（53.1～55.4）	21.0（20.1～21.9）	29.1（28.1～30.0）
小计	32 892	30.9（30.0～31.7）	9.6（9.1～10.0）	22.7（21.9～23.4）	25.4（24.6～26.2）	11.7（11.2～12.2）	16.8（16.1～17.4）	21.7（20.9～22.5）	43.2（42.2～44.2）	26.9（26.0～27.7）	31.5（30.7～32.3）
南方地区男性	28 740	23.9（23.0～24.8）	3.3（3.0～3.7）	23.9（23.0～24.8）	27.5（26.6～28.5）	12.9（12.2～13.5）	17.5（16.8～18.2）	27.7（26.8～28.7）	36.1（35.1～37.2）	36.1（35.1～37.2）	36.8（35.8～37.8）
女性	38 561	41.5（40.6～42.3）	15.7（15.1～16.2）	24.1（23.4～24.8）	25.1（24.4～25.7）	11.8（11.3～12.2）	16.4（15.9～17.0）	18.1（17.5～18.7）	55.6（54.7～56.5）	21.9（21.2～22.5）	30.9（30.2～31.6）
小计	67 301	32.6（31.9～33.2）	9.4（9.1～9.8）	24.0（23.4～24.6）	26.3（25.7～26.9）	12.3（11.9～12.7）	17.0（16.5～17.4）	23.0（22.4～23.6）	45.7（45.0～46.4）	29.1（28.5～29.8）	33.9（33.3～34.5）

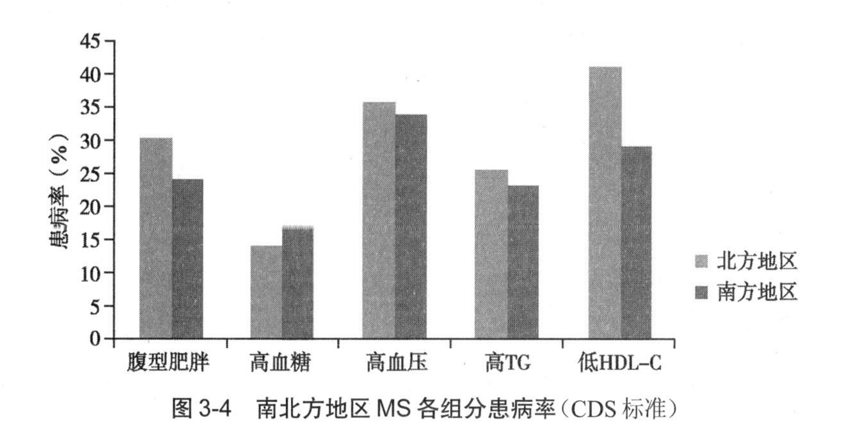

图 3-4　南北方地区 MS 各组分患病率（CDS 标准）

5. 高血压　北方高血压患病率总体略高于南方高血压患病率（分别为 35.8%、33.9%），其中，城市人群患病率北方与南方差异不显著（分别为 36.2%、36.4%），而农村人群患病率北方高于南方（分别为 35.5%、31.5%）（表 3-4，图 3-4）。

三、18 岁及以上成年人代谢综合征患病率

（一）城乡不同类型地区成年人代谢综合征患病率

按照 CDS 标准，我国 18 岁及以上成年人 MS 患病率为 18.7%。其中，男性患病率为 21.7%，女性患病率为 15.6%，城市居民患病率为 20.8%，农村居民患病率为 16.6%（表 3-5）。

表 3-5　不同地区 MS 患病率（CDS 标准）[标化率（95%*CI*）]

	男性	女性	合计
大城市	29.2（27.8～30.7）	18.5（17.6～19.4）	23.9（23.1～24.8）
中小城市	24.5（23.3～25.7）	15.8（15.1～16.6）	20.2（19.5～20.9）
普通农村	19.7（18.7～20.8）	15.7（15.0～16.4）	17.7（17.1～18.4）
贫困农村	14.7（13.4～16.0）	13.3（12.4～14.3）	14.0（13.2～14.8）
城市小计	25.2（24.1～26.3）	16.2（15.6～16.9）	20.8（20.1～21.4）
农村小计	18.2（17.4～19.0）	15.0（14.4～15.5）	16.6（16.1～17.1）
全国合计	21.7（21.0～22.4）	15.6（15.2～16.0）	18.7（18.3～19.1）

以 ATPⅢ标准，我国 18 岁以上成年人代谢综合征患病率为 15.4%。其中，男性患病率为 13.4%，女性患病率为 17.4%，城市居民患病率为 17.0%，农村居民患病率为 13.7%（表 3-6）。

表 3-6　不同地区 MS 患病率（ATP Ⅲ标准）[标化率（95%*CI*）]

	男性	女性	合计
大城市	19.2（18.0～20.4）	21.0（20.0～22.0）	20.1（19.3～20.9）
中小城市	15.0（14.0～15.9）	18.1（17.3～18.9）	16.5（15.9～17.1）
普通农村	12.2（11.4～13.0）	17.1（16.4～17.9）	14.6（14.1～15.2）
贫困农村	9.0（8.0～10.0）	14.3（13.3～15.2）	11.6（10.9～12.3）
城市小计	15.6（14.7～16.4）	18.5（17.9～19.2）	17.0（16.5～17.6）
农村小计	11.2（10.6～11.9）	16.3（15.7～16.9）	13.7（13.3～14.1）
全国合计	13.4（12.9～13.9）	17.4（17.0～17.9）	15.4（15.0～15.7）

以 IDF 标准，我国 18 岁以上成年人 MS 患病率为 20.7%。其中，男性患病率为 17.1%，女性患病率为 24.4%，城市居民患病率为 23.0%，农村居民患病率为 18.3%（表 3-7）。

表 3-7　不同地区 MS 患病率（IDF 标准）[标化率（95%*CI*）]

	男性	女性	合计
大城市	23.2（22.0～24.5）	27.2（26.1～28.3）	25.2（24.4～26.1）
中小城市	19.8（18.7～20.9）	25.6（24.6～26.6）	22.7（21.9～23.4）
普通农村	15.4（14.5～16.3）	23.9（23.0～24.8）	19.6（18.9～20.2）
贫困农村	10.4（9.3～11.5）	20.6（19.4～21.7）	15.3（14.5～16.1）
城市小计	20.3（19.3～21.3）	25.8（25.0～26.7）	23.0（22.4～23.7）
农村小计	13.9（13.1～14.6）	22.9（22.2～23.6）	18.3（17.8～18.8）
全国合计	17.1（16.5～17.7）	24.4（23.8～24.9）	20.7（20.3～21.1）

总体来看，城市居民 MS 患病率高于农村居民。按照 CDS 标准评判，男性人群 MS 患病率高于女性，而按照 ATPⅢ标准或 IDF 标准评判则为女性高于男性。

各诊断标准之间患病率差异较大。ATPⅢ标准下检出患病率最低，CDS 标准其次，IDF 标准下检出患病率最高（图 3-5）。

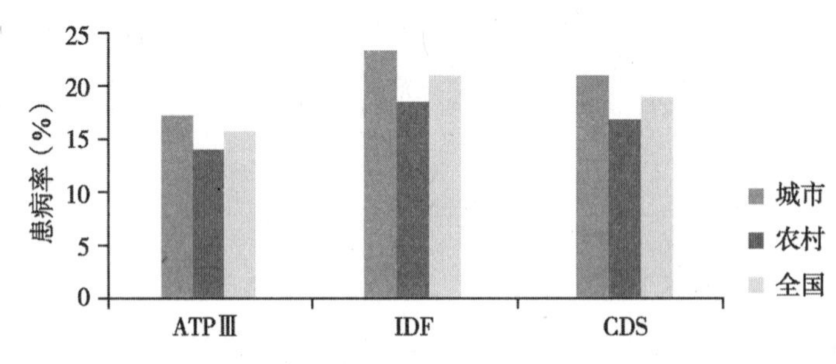

图 3-5　不同标准下城乡 18 岁以上成年人 MS 患病率

（二）不同年龄性别成年人代谢综合征患病率

按照 CDS 标准，总体上看，男性和女性人群 MS 患病率随年龄增长而升高，男性在 45 岁达到最高值，之后呈下降趋势；女性在 65 岁以前均呈现患病率随年龄增长而增加的趋势，且增加的幅度明显大于男性。55 岁以下人群 MS 患病率男性高于女性，而 55 岁及以上人群则是女性高于男性（图 3-6）。

按照 IDF 标准，对于男性，18～45 岁人群 MS 患病率随年龄增长而升高，而 45 岁以上人群患病率随年龄增长而降低；对于女性，18～60 岁人群 MS 患病率随年龄增长而升高，而 60 岁以上人群随年龄增长而降低。18～35 岁人群 MS 患病率男性略高于女性，而 40 岁及以上人群则是女性远高于男性（图 3-6）。

按照 ATPⅢ标准，总体上看，男性和女性人群 MS 患病率随年龄增长而升高，但在 65 岁后有所下降。18～40 岁人群 MS 患病率男性略高于女性，而 45 岁及以上人群则是女性远高于男性（图 3-6）。

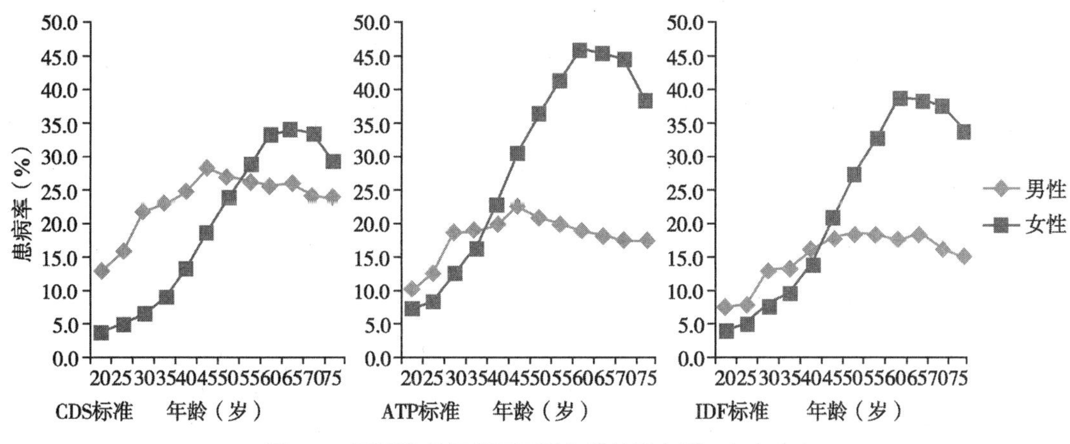

图 3-6　不同诊断标准下不同年龄性别人群 MS 患病率

按照 ATPⅢ标准，我国 18 岁以上成年人 MS 患病粗率为 21.2%，标化后为 15.4%。按年龄组分组，对于男性，45～59 岁及 60～74 岁人群 MS 患病率差异不显著（标化率分别为 17.8%、17.1%），75 岁及以上人群患病率降低（标化率为 14.7%），18～44 岁人群患病率最低（10.5%）；对于女性，18～44 岁、45～59 岁、60～74 岁人群 MS 患病率依次升高（标化率分别为 7.5%、26.3%、37.9%），75 岁及以上人群患病率有所下降（标化率为 33.6%）。18～44 岁人群男性患病率高于女性，而其他年龄组则是女性患病率高于男性（表 3-8）。

表 3-8　按照 ATPⅢ标准不同地区、性别、年龄人群 MS 患病率

			总例数	患病人数	患病率（%）	标化率（%）
城市	男性	18～44 岁	5977	869	14.5	11.9（10.6～13.3）
		45～59 岁	7828	1805	23.1	20.4（19.2～21.7）
		60～74 岁	6479	1504	23.2	19.9（18.5～21.3）
		75 岁及以上	1521	323	21.2	17.4（14.8～20.0）
		合计	21 805	4501	20.6	15.6（14.7～16.4）
	女性	18～44 岁	9513	828	8.7	7.3（6.6～8.1）
		45～59 岁	12 002	3286	27.4	26.4（25.2～27.6）
		60～74 岁	7910	3408	43.1	41.0（39.3～42.6）
		75 岁及以上	1628	695	42.7	39.2（35.4～43.0）
		合计	31 053	8217	26.5	18.5（17.9～19.2）
	合计	18～44 岁	15 490	1697	11.0	9.7（8.9～10.5）
		45～59 岁	19 830	5091	25.7	23.4（22.5～24.2）
		60～74 岁	14 389	4912	34.1	30.5（29.4～31.6）
		75 岁及以上	3149	1018	32.3	29.6（27.1～32.1）
		合计	52 858	12 718	24.1	17.0（16.5～17.6）
农村	男性	18～44 岁	7167	804	11.2	9.2（8.3～10.1）
		45～59 岁	8439	1249	14.8	14.7（13.7～15.7）
		60～74 岁	5950	851	14.3	14.2（13.0～15.5）
		75 岁及以上	1139	128	11.2	11.8（9.1～14.6）
		合计	22 695	3032	13.4	11.2（10.6～11.9）

续表

			总例数	患病人数	患病率(%)	标化率(%)
	女性	18～44岁	10 119	957	9.5	7.7(7.0～8.4)
		45～59岁	10 914	2873	26.3	26.2(25.1～27.4)
		60～74岁	6354	2190	34.5	34.5(32.7～36.3)
		75岁及以上	1158	345	29.8	27.4(24.1～30.7)
		合计	28 545	6365	22.3	16.3(15.7～16.9)
	合计	18～44岁	17 286	1761	10.2	8.5(7.9～9.0)
		45～59岁	19 353	4122	21.3	20.4(19.6～21.1)
		60～74岁	12 304	3041	24.7	24.2(23.1～25.4)
		75岁及以上	2297	473	20.6	20.6(18.4～22.8)
		合计	51 240	9397	18.3	13.7(13.3～14.1)
全国	男性	18～44岁	13 144	1673	12.7	10.5(9.7～11.3)
		45～59岁	16 267	3054	18.8	17.8(17.0～18.7)
		60～74岁	12 429	2355	18.9	17.1(16.2～18.1)
		75岁及以上	2660	451	17.0	14.7(12.9～16.6)
		合计	44 500	7533	16.9	13.4(12.9～13.9)
	女性	18～44岁	19 632	1785	9.1	7.5(7.0～8.0)
		45～59岁	22 916	6159	26.9	26.3(25.5～27.1)
		60～74岁	14 264	5598	39.2	37.9(36.6～39.1)
		75岁及以上	2786	1040	37.3	33.6(31.0～36.1)
		合计	59 598	14 582	24.5	17.4(17.0～17.9)
	合计	18～44岁	32 776	3458	10.6	9.1(8.6～9.5)
		45～59岁	39 183	9213	23.5	22.0(21.4～22.6)
		60～74岁	26 693	7953	29.8	27.5(26.7～28.3)
		75岁及以上	5446	1491	27.4	25.3(23.6～27.0)
		合计	104 098	22 115	21.2	15.4(15.0～15.7)

按照IDF标准，我国18岁及以上成年人MS粗患病率为26.9%，标化率为20.7%。按年龄段分组，对于男性，45～59岁人群MS患病率最高(标化率21.2%)，60～74岁、75岁及以上人群患病率略有降低(标化率分别为18.2%、17.3%)，18～44岁人群患病率最低(标化率15.0%)；对于女性，18～44岁、45～59岁、60～74岁人群MS患病率依次递增(标化率分别为13.3%、35.9%、45.2%)，而75岁及以上人群患病率有所降低(标化率38.2%)。18～44岁人群MS患病率男性与女性差异不显著，而其他年龄组则是女性高于男性(表3-9)。

表3-9　按照IDF标准不同地区、性别、年龄人群MS患病率

地区	性别	年龄组	总例数	患病人数	患病率(%)	标化率(%)
城市	男性	18～44岁	5977	1234	20.6	17.7(16.2～19.3)
		45～59岁	7828	2131	27.2	24.5(23.2～25.9)
		60～74岁	6479	1695	26.2	21.5(20.1～22.9)
		75岁及以上	1521	376	24.7	21.6(18.7～24.5)
		合计	21 805	5436	24.9	20.3(19.3～21.3)

续表

地区	性别	年龄组	总例数	患病人数	患病率(%)	标化率(%)
	女性	18～44岁	9513	1431	15.0	13.4(12.2～14.6)
		45～59岁	12 002	4448	37.1	36.1(34.8～37.4)
		60～74岁	7910	4055	51.3	49.2(47.5～50.8)
		75岁及以上	1628	800	49.1	43.5(39.7～47.2)
		合计	31 053	10 734	34.6	25.8(25.0～26.7)
	合计	18～44岁	15 490	2665	17.2	15.6(14.6～16.6)
		45～59岁	19 830	6579	33.2	30.2(29.3～31.2)
		60～74岁	14 389	5750	40.0	35.4(34.3～36.6)
		75岁及以上	3149	1176	37.3	33.9(31.4～36.4)
		合计	52 858	16 170	30.6	23.0(22.4～23.7)
农村	男性	18～44岁	7167	1026	14.3	12.4(11.4～13.4)
		45～59岁	8439	1385	16.4	17.2(16.0～18.3)
		60～74岁	5950	858	14.4	14.7(13.4～16.0)
		75岁及以上	1139	136	11.9	12.5(9.8～15.2)
		合计	22 695	3405	15.0	13.9(13.1～14.6)
	女性	18～44岁	10 119	1609	15.9	13.3(12.4～14.2)
		45～59岁	10 914	3825	35.0	35.7(34.4～36.9)
		60～74岁	6354	2552	40.2	41.0(39.2～42.9)
		75岁及以上	1158	403	34.8	32.6(29.5～35.6)
		合计	28 545	8389	29.4	22.9(22.2～23.6)
	合计	18～44岁	17 286	2635	15.2	12.8(12.2～13.5)
		45～59岁	19 353	5210	26.9	26.2(25.4～27.1)
		60～74岁	12 304	3410	27.7	27.7(26.5～28.9)
		75岁及以上	2297	539	23.5	23.8(21.7～26.0)
		合计	51 240	11 794	23.0	18.3(17.8～18.8)
全国	男性	18～44岁	13 144	2260	17.2	15.0(14.1～15.9)
		45～59岁	16 267	3516	21.6	21.2(20.3～22.1)
		60～74岁	12 429	2553	20.5	18.2(17.2～19.1)
		75岁及以上	2660	512	19.2	17.3(15.3～19.3)
		合计	44 500	8389	29.4	17.1(16.5～17.7)
	女性	18～44岁	19 632	3040	15.5	13.3(12.6～14.1)
		45～59岁	22 916	8273	36.1	35.9(35.0～36.8)
		60～74岁	14 264	6607	46.3	45.2(44.0～46.5)
		75岁及以上	2786	1203	43.2	38.2(35.8～40.7)
		合计	59 598	19 123	32.1	24.4(23.8～24.9)
	合计	18～44岁	32 776	5300	16.2	14.2(13.6～14.8)
		45～59岁	39 183	11 789	30.1	28.4(27.8～29.1)
		60～74岁	26 693	9160	34.3	31.7(30.8～32.5)
		75岁及以上	5446	1715	31.5	29.1(27.4～30.7)
		合计	104 098	27 964	26.9	20.7(20.3～21.1)

按照 CDS 标准，我国 18 岁以上成年人 MS 患病粗率为 23.8%，标化率为 18.7%。对于男性，18～44 岁人群 MS 患病率最低（标化率 12.9%），45～59 岁、60～74 岁、75 岁及以上人群患病率差异不显著（标化率分别为 25.2%、29.4%、26.6%）；对于女性，18～44 岁、45～59 岁、60～74 岁人群 MS 患病率依次递增（标化率分别为 7.1%、23.2%、33.5%），75 岁及以上人群患病率有所降低（标化率 26.6%）。18～44 岁人群 MS 患病率男性高于女性，45～59 岁人群男性与女性患病率差异不显著，60～74 岁、75 岁及以上人群则是女性患病率高于男性（表 3-10）。

表 3-10 按照 CDS 标准不同地区、性别、年龄人群 MS 患病率

地区	性别	年龄组	总例数	患病人数	患病率（%）	标化率（%）
城市	男性	18～44 岁	5977	1483	24.8	21.3（19.6～23.0）
		45～59 岁	7828	2664	34.0	30.6（29.1～32.0）
		60～74 岁	6479	2249	34.7	29.3（27.7～30.9）
		75 岁及以上	1521	498	32.7	27.4（24.2～30.6）
		合计	21 805	6894	31.6	25.2（24.1～26.3）
	女性	18～44 岁	9513	771	8.1	6.8（6.0～7.6）
		45～59 岁	12 002	2906	24.2	22.7（21.6～23.8）
		60～74 岁	7910	3056	38.6	35.5（33.9～37.1）
		75 岁及以上	1628	634	38.9	33.8（30.3～37.4）
		合计	31 053	7367	23.7	16.2（15.6～16.9）
	合计	18～44 岁	15 490	2254	14.6	14.2（13.3～15.2）
		45～59 岁	19 830	5570	28.1	26.7（25.8～27.6）
		60～74 岁	14 389	5305	36.9	32.4（31.3～33.5）
		75 岁及以上	3149	1132	35.9	31.0（28.6～33.4）
		合计	52 858	14 261	27.0	20.8（20.1～21.4）
农村	男性	18～44 岁	7167	1301	18.2	15.7（14.5～16.8）
		45～59 岁	8439	1906	22.6	22.9（21.7～24.2）
		60～74 岁	5950	1279	21.5	21.3（19.8～22.8）
		75 岁及以上	1139	214	18.8	18.7（15.6～21.8）
		合计	22 695	4700	20.7	18.2（17.4～19.0）
	女性	18～44 岁	10 119	924	9.1	7.3（6.7～8.0）
		45～59 岁	10 914	2638	24.2	23.8（22.7～24.9）
		60～74 岁	6354	1956	30.8	31.5（29.7～33.3）
		75 岁及以上	1158	315	27.2	24.3（21.1～27.5）
		合计	28 545	5833	20.4	15.0（14.4～15.5）
	合计	18～44 岁	17 286	2225	12.9	11.6（11.0～12.3）
		45～59 岁	19 353	4544	23.5	23.3（22.5～24.2）
		60～74 岁	12 304	3235	26.3	26.3（25.1～27.5）
		75 岁及以上	2297	529	23.0	21.9（19.6～24.1）
		合计	51 240	10 533	20.6	16.6（16.1～17.1）

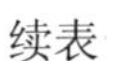

续表

地区	性别	年龄组	总例数	患病人数	患病率(%)	标化率(%)
全国	男性	18～44岁	13 144	2784	21.2	18.4(17.4～19.4)
		45～59岁	16 267	4570	28.1	27.1(26.1～28.1)
		60～74岁	12 429	3528	28.4	25.4(24.3～26.5)
		75岁及以上	2660	712	26.8	23.3(21.0～25.5)
		合计	44 500	11 594	26.1	21.7(21.0～22.4)
	女性	18～44岁	19 632	1695	8.6	7.1(6.6～7.6)
		45～59岁	22 916	5544	24.2	23.2(22.4～24.0)
		60～74岁	14 264	5012	35.1	33.5(32.4～34.7)
		75岁及以上	2786	949	34.1	29.3(26.9～31.7)
		合计	59 598	13 200	22.1	15.6(15.2～16.0)
	合计	18～44岁	32 776	4479	13.7	12.9(12.3～13.5)
		45～59岁	39 183	10 114	25.8	25.2(24.5～25.8)
		60～74岁	26 693	8540	32.0	29.4(28.6～30.3)
		75岁及以上	5446	1661	30.5	26.6(25.0～28.3)
		合计	104 098	24 794	23.8	18.7(18.3～19.1)

（三）成年人代谢综合征患病率的区域特点

我国成年人MS患病率总体北方高于南方，东部高于西部。按照南北方分析我国18岁以上人群MS患病率显示，北方高于南方(CDS：分别为22.4%、17.2%；ATPⅢ：分别为18.3%、14.2%；IDF：分别为24.9%、18.9%)。北方城市人群MS患病率最高(CDS：23.9%；ATPⅢ：19.5%；IDF：27.2%)，其次为北方农村及南方城市(CDS：分别为20.5%、19.4%；ATPⅢ：分别为16.9%、15.9%；IDF：分别为22.3%、21.2%)，北方农村与南方城市之间患病率差异不显著；南方农村人群患病率最低(CDS：15.2%；ATPⅢ：12.6%；IDF：16.8%)(表3-11至表3-13)

表3-11　南北方地区不同性别MS患病率(ATPⅢ标准)

		男性	女性	合计
北方	城市	17.8(16.3～19.4)	21.3(20.0～22.6)	19.5(18.5～20.5)
	农村	14.2(13.0～15.4)	19.7(18.6～20.8)	16.9(16.1～17.7)
	合计	16.2(15.2～17.2)	20.6(19.7～21.4)	18.3(17.7～19.0)
南方	城市	14.6(13.5～15.6)	17.3(16.5～18.1)	15.9(15.3～16.6)
	农村	10.2(9.4～10.9)	15.0(14.3～15.7)	12.6(12.0～13.1)
	合计	12.3(11.7～12.9)	16.1(15.6～16.7)	14.2(13.8～14.6)

表 3-12 南北方地区不同性别 MS 患病率（IDF 标准）

		男性	女性	合计
北方	城市	25.2（23.3～27.1）	29.3（27.6～30.9）	27.2（26.0～28.5）
	农村	18.2（16.7～19.6）	26.6（25.3～27.9）	22.3（21.3～23.2）
	合计	22.0（20.7～23.2）	28.1（27.0～29.1）	24.9（24.1～25.8）
南方	城市	18.1（17.0～19.2）	24.3（23.3～25.3）	21.2（20.4～21.9）
	农村	12.3（11.5～13.1）	21.6（20.7～22.4）	16.8（16.2～17.4）
	合计	15.1（14.4～15.8）	22.9（22.3～23.5）	18.9（18.5～19.4）

表 3-13 南北方地区不同性别 MS 患病率（CDS 标准）

		男性	女性	合计
北方	城市	28.9（27.0～30.9）	18.7（17.5～19.9）	23.9（22.7～25.1）
	农村	22.7（21.2～24.2）	18.1（17.1～19.2）	20.5（19.6～21.4）
	合计	26.1（24.8～27.3）	18.5（17.6～19.3）	22.4（21.6～23.1）
南方	城市	23.5（22.2～24.8）	15.1（14.4～15.9）	19.4（18.6～20.1）
	农村	16.6（15.6～17.5）	13.8（13.1～14.5）	15.2（14.6～15.8）
	合计	19.9（19.1～20.7）	14.5（14.0～15.0）	17.2（16.8～17.7）

四、代谢综合征不同组分数患病率

按照 CDS 标准，我国 18 岁及以上人群同时具有腹型肥胖、高血压、高血糖、高 TG，低 HDL-C 五项指标中的 1、2、3、4、5 项的发生率分别为 29.1%、19.3%、11.4%、5.7%、1.6%。按照 CDS 标准，无任何组分异常的发生率较 IDF 和 ATP 标准诊断高。以 IDF 标准，同时具有 MS 不同组分异常的发生率最高（表 3-14 至表 3-16，图 3-7）。

表 3-14 具有 MS 不同组分数的发生率（CDS 标准）

地区	性别	MS 不同组分数标化率（%，95%*CI*）					
		0	1	2	3	4	5
城市	男性	25.1（23.8～26.3）	28.0（26.7～29.2）	21.8（20.7～22.8）	14.7（13.8～15.6）	8.0（7.4～8.6）	2.5（2.2～2.8）
	女性	40.3（39.1～41.5）	25.6（24.7～26.5）	17.9（17.1～18.7）	9.9（9.4～10.4）	4.9（4.5～5.2）	1.5（1.3～1.6）
	合计	32.6（31.7～33.5）	26.8（26.0～27.6）	19.9（19.2～20.5）	12.3（11.8～12.9）	6.4（6.1～6.8）	2.0（1.8～2.1）

续表

地区	性别	MS不同组分数标化率（%，95%CI）					
		0	1	2	3	4	5
农村	男性	28.6（27.3～29.9）	32.7（31.6～33.9）	20.4（19.5～21.4）	11.5（10.8～12.2）	5.3（4.9～5.7）	1.4（1.2～1.7）
	女性	38.0（37.0～39.0）	30.2（29.3～31.1）	16.8（16.2～17.5）	9.4（8.9～9.8）	4.4（4.1～4.7）	1.2（1.0～1.3）
	合计	33.2（32.4～34.1）	31.5（30.7～32.2）	18.7（18.1～19.2）	10.5（10.0～10.9）	4.9（4.6～5.1）	1.3（1.1～1.4）
合计	男性	26.8（25.9～27.8）	30.3（29.5～31.2）	21.1（20.4～21.8）	13.1（12.5～13.7）	6.6（6.3～7.0）	1.9（1.7～2.1）
	女性	39.2（38.4～39.9）	27.9（27.2～28.5）	17.4（16.8～17.9）	9.6（9.3～10.0）	4.6（4.4～4.9）	1.3（1.2～1.4）
	总计	32.9（32.3～33.5）	29.1（28.6～29.7）	19.3（18.8～19.7）	11.4（11.1～11.7）	5.7（5.4～5.9）	1.6（1.5～1.7）

表3-15　具有MS不同组分数的发生率（IDF标准）

		MS不同组分数标化率（%，95%CI）					
		0	1	2	3	4	5
城市	男性	22.5（21.3～23.7）	27.5（26.3～28.8）	22.1（21.0～23.1）	15.5（14.6～16.4）	9.2（8.6～9.9）	3.2（2.9～3.6）
	女性	18.7（17.7～19.7）	29.0（27.9～30.1）	22.8（21.9～23.7）	16.2（15.4～16.9）	9.8（9.3～10.2）	3.6（3.3～3.8）
	合计	20.6（19.8～21.4）	28.3（27.4～29.1）	22.4（21.7～23.1）	15.8（15.2～16.4）	9.5（9.1～9.9）	3.4（3.2～3.6）
农村	男性	25.5（24.2～26.8）	32.9（31.7～34.0）	21.7（20.7～22.7）	12.2（11.6～12.9）	6.0（5.5～6.4）	1.8（1.5～2.1）
	女性	17.1（16.3～17.9）	32.1（31.2～33.1）	24.4（23.6～25.2）	15.6（15.0～16.3）	8.1（7.7～8.5）	2.6（2.4～2.9）
	合计	21.4（20.6～22.2）	32.5（31.7～33.3）	23.0（22.4～23.7）	13.9（13.4～14.4）	7.0（6.7～7.3）	2.2（2.0～2.4）
合计	男性	24.0（23.1～24.9）	30.2（29.3～31.0）	21.9（21.1～22.6）	13.9（13.3～14.4）	7.6（7.2～8.0）	2.5（2.3～2.7）
	女性	17.9（17.3～18.6）	30.5（29.8～31.3）	23.6（23.0～24.2）	15.9（15.4～16.4）	8.9（8.6～9.3）	3.1（2.9～3.3）
	总计	21.0（20.4～21.6）	30.4（29.8～30.9）	22.7（22.2～23.2）	14.9（14.5～15.2）	8.3（8.0～8.5）	2.8（2.7～2.9）

表 3-16　具有 MS 不同组分数的发生率（ATP 标准）

		MS 不同组分数标化率（%，95%CI）					
		0	1	2	3	4	5
城市	男性	28.4（27.1～29.8）	32.5（31.3～33.7）	23.5（22.4～24.6）	11.4（10.7～12.2）	3.6（3.2～4.0）	0.5（0.4～0.7）
	女性	25.1（24.1～26.2）	36.1（35.0～37.2）	20.3（19.4～21.1）	11.9（11.3～12.4）	5.4（5.0～5.7）	1.3（1.1～1.4）
	合计	26.8（26.0～27.7）	34.3（33.4～35.1）	21.9（21.2～22.6）	11.7（11.2～12.1）	4.5（4.2～4.7）	0.9（0.8～1.0）
农村	男性	32.3（31.0～33.6）	36.3（35.1～37.5）	20.2（19.3～21.1）	8.4（7.9～8.9）	2.5（2.2～2.9）	0.3（0.2～0.4）
	女性	23.8（22.9～24.8）	39.4（38.5～40.4）	20.4（19.7～21.2）	10.7（10.2～11.2）	4.6（4.3～4.9）	1.0（0.8～1.1）
	合计	28.2（27.3～29.0）	37.8（37.0～38.6）	20.3（19.7～20.9）	9.5（9.2～9.9）	3.5（3.3～3.8）	0.6（0.5～0.7）
合计	男性	30.4（29.4～31.3）	34.4（33.5～35.3）	21.8（21.1～22.5）	9.9（9.5～10.4）	3.1（2.8～3.3）	0.4（0.3～0.5）
	女性	24.5（23.8～25.2）	37.7（37.0～38.5）	20.4（19.8～20.9）	11.3（10.9～11.7）	5.0（4.8～5.2）	1.1（1.0～1.2）
	总计	27.5（26.9～28.1）	36.0（35.5～36.6）	21.1（20.7～21.6）	10.6（10.3～10.9）	4.0（3.8～4.2）	0.8（0.7～0.8）

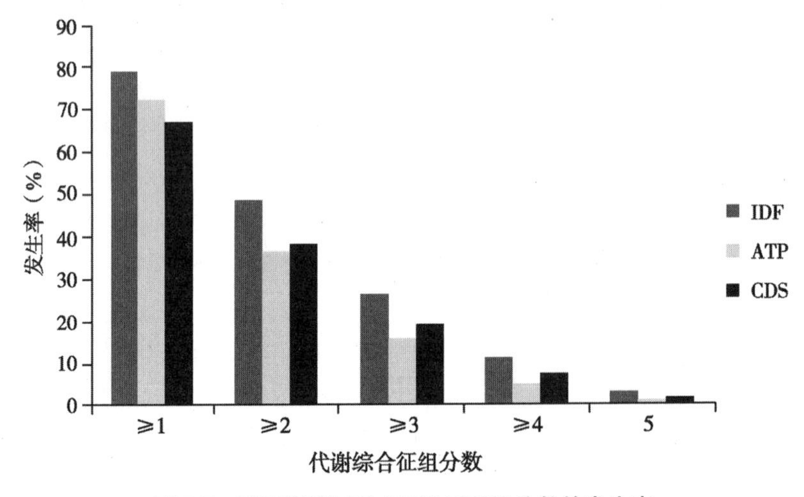

图 3-7　不同标准下具有 MS 不同组分数的发生率

五、与 2002 年比较代谢综合征的变化

（一）代谢综合征患病率的变化

按照 ATPⅢ标准，总体上看，2012 年男性人群 MS 患病率（13.4%）高于 2002 年（6.2%），女性人群患病率从 2002 年的 10.4% 增加到 2012 年 17.4%。各年龄组人群患病率均有明显

的增加（表 3-17）。

按 CDS 标准，无论男性还是女性人群，2012 年人群 MS 患病率相比 2002 年总体升高明显（男性：2002 年：11.1%；2012 年：21.7%；女性：2002 年：7.8%；2012 年：15.6%）。各年龄组患病率均有所增加（表 3-17）。

表 3-17　2002 年、2010—2012 年中国 18 岁及以上成年人 MS 患病率比较

	ATPⅢ标准		CDS 标准	
	2002	2010-2012	2002	2010-2012
合计	8.3（8.0～8.6）	15.4（15.0～15.7）	9.5（9.2～9.7）	18.7（18.3～19.1）
男性				
小计	6.2（5.9～6.6）	13.4（12.9～13.9）	11.1（10.6～11.5）	21.7（21.0～22.4）
18～44 岁	4.4（4.0～4.9）	10.5（9.7～11.3）	7.8（7.3～8.4）	18.4（17.4～19.4）
45～59 岁	8.2（7.5～9.0）	17.8（17.0～18.7）	15.2（14.2～16.2）	27.1（26.1～28.1）
60～74 岁	9.8（8.9～10.8）	17.1（16.2～18.1）	17.1（15.9～18.3）	25.4（24.3～26.5）
75 岁～	7.7（5.4～9.9）	14.7（12.9～16.6）	12.7（10.0～15.5）	23.3（21.0～25.5）
女性				
小计	10.4（10.0～10.8）	17.4（17.0～17.9）	7.8（7.4～8.1）	15.6（15.2～16.0）
18～44 岁	3.5（3.1～3.8）	7.5（7.0～8.0）	2.5（2.2～2.8）	7.1（6.6～7.6）
45～59 岁	16.8（15.9～17.6）	26.3（25.5～27.1）	12.5（11.7～13.3）	23.2（22.4～24.0）
60～74 岁	25.0（23.6～26.4）	37.9（36.6～39.1）	19.5（18.2～20.7）	33.5（32.4～34.7）
75 岁～	21.2（17.8～24.6）	33.6（31.0～36.1）	15.0（12.0～18.0）	29.3（26.9～31.7）

（二）代谢综合征患者中不同代谢综合征组分患病率的变化

在 2012 年调查的 104098 人中，按照 CDS 标准诊断 24794 人患有 MS，在 MS 患者中，腹型肥胖率男性为 74.4%，女性为 76，6%；高血糖率为男性 42.3%，女性为 50.9%；高血压率男性为 73.5%，女性为 77.6%；高 TG 血症率男性为 76.6%，女性为 71.8%；低 HDL-C 血症率男性为 81.3%，女性为 69.7%。在 2002 年调查的 48235 人中，按照 CDS 标准诊断 4654 人患有 MS，与 2012 年相比，在 MS 患者中高血糖、血脂异常（高 TG 血症或低 HDL-C 血症）的患病率增加（表 3-18）。

表 3-18　2002 年、2010—2012 年中国 18 岁及以上成年人 MS 患者中各组分患病率比较

	男性				女性			
	患病人数	2002	患病人数	2010—2012	患病人数	2002	患病人数	2010—2012
腹型肥胖	1998	80.5（78.8～82.2）	8407	74.7（73.3～76.1）	1778	83.2（81.5～84.9）	9965	76.6（75.5～77.8）
高血糖	833	33.6（31.6～35.7）	5797	42.3（40.8～43.9）	877	43.5（41.3～45.8）	7005	50.9（49.5～52.3）
高血压	2155	84.8（83.2～86.4）	9161	73.5（72.0～75.1）	1913	88.6（87.1～90.1）	10773	77.6（76.3～78.9）
高 TG	1671	67.5（65.5～69.5）	8247	76.6（75.3～77.9）	1400	64.2（62.0～66.4）	9338	71.8（70.6～73.0）
低 HDL-C	1717	68.4（66.4～70.4）	9303	81.3（80.1～82.5）	1109	50.7（48.4～53.0）	9137	69.7（68.5～70.9）

第四章 中国成人代谢综合征影响因素分析

一、社会经济状况

从总体来看，随着家庭年人均收入水平的增加，MS 的患病率呈增加的趋势，年人均收入在 20 000～25 000 元的人群患病率最高，为 21.2%，25 000 元以上略有下降但无显著性差异。城市居民收入在 20 000～25 000 元水平的人群 MS 患病率为 22.9%。农村居民经济收入与 MS 患病率成 U 型关系，家庭年人均收入在 15 000 元以下，MS 患病率随着收入水平的增加呈下降的趋势；在 15 000 元以上，MS 患病率随着收入水平的增加呈上升的趋势（表 4-1，图 4-1）。

表 4-1　不同收入水平人群的 MS 患病率

	城市			农村			城乡合计		
	例数	检出人数	患病率	例数	检出人数	患病率	例数	检出人数	患病率
5000 元以下	8248	1401	18.7（17.3～20.2）	18 219	2291	17.1（16.2～17.9）	26 467	3692	17.6（16.9～18.3）
5000～9999 元	9854	1660	20.1（18.8～21.5）	14 699	1837	16.1（15.1～17.1）	24 553	3497	17.8（17.0～18.6）
10 000～14 999 元	10 512	1941	20.4（19.1～21.8）	8834	1098	16.0（14.7～17.2）	19 346	3039	18.4（17.5～19.4）
15 000～19 999 元	6890	1358	22.7（20.6～24.8）	3446	449	16.3（14.5～18.2）	10 336	1807	20.5（19.0～22.0）
20 000～24 999 元	5333	1032	22.9（20.8～24.9）	1997	260	17.3（15.0～19.5）	7330	1292	21.2（19.6～22.8）
25 000 元以上	7852	1422	20.5（18.9～22.0）	2160	325	17.5（15.2～19.8）	10 012	1747	19.7（18.4～21.0）

分析不同收入水平人群 MS 各组分患病率发现，家庭年人均收入在 15 000 元以上的人群低 HDL-C 血症和高 TG 的患病率明显高于 15 000 元以下的人群，特别是在城市地区，15 000 元以下人群血脂异常患病率为 29.3%～32.7%，15 000 元以上人群患病率上升为 34.2%～35.0%。腹型肥胖、高血糖、高血压与收入的增加没有显著性相关（表 4-2）。

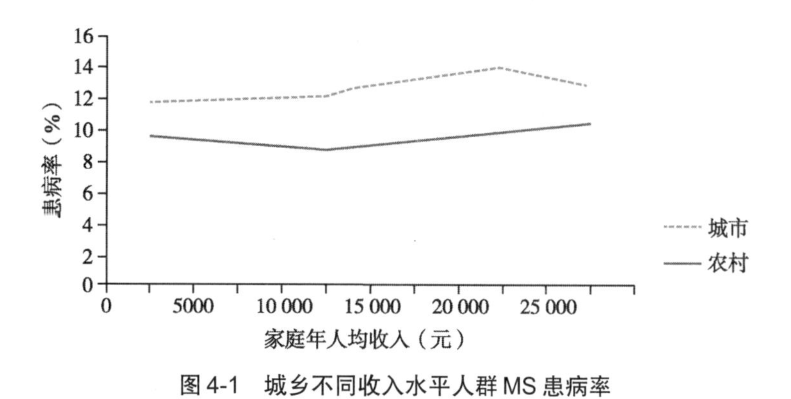

图 4-1　城乡不同收入水平人群 MS 患病率

表 4-2　不同收入水平 MS 组分患病率（CDS 标准）

		例数	腹型肥胖（%）	高血糖（%）	高血压（%）	低 HDL-C（%）	高 TG（%）
城市	5000 元以下	8248	24.6（22.9～26.4）	15.8（14.5～17.1）	40.9（38.8～43.0）	29.3（27.3～31.2）	23.7（21.8～25.6）
	5000～9999 元	9854	28.2（26.6～29.7）	16.3（15.1～17.5）	36.5（34.9～38.2）	31.6（29.8～33.4）	25.4（23.7～27.1）
	10 000～14 999 元	10 512	28.2（26.5～29.9）	15.9（14.8～17.0）	34.4（32.8～36.1）	32.7（31.0～34.5）	24.9（23.3～26.5）
	15 000～19 999 元	6890	29.6（27.5～31.7）	16.3（14.8～17.7）	37.6（35.3～39.9）	34.2（31.7～36.6）	27.2（24.9～29.5）
	20 000～24 999 元	5333	30.0（27.7～32.3）	17.6（15.9～19.3）	38.2（35.5～40.8）	36.6（33.9～39.3）	27.0（24.7～29.2）
	25 000 元以上	7852	26.4（24.6～28.1）	16.2（14.9～17.6）	32.8（30.8～34.7）	35.0（32.8～37.1）	26.3（24.5～28.1）
农村	5000 元以下	18 219	24.2（23.2～25.3）	17.4（16.6～18.3）	36.5（35.4～37.6）	32.4（31.3～33.5）	20.0（19.0～20.9）
	5000～9999 元	14 699	23.3（22.1～24.4）	14.8（13.9～15.8）	31.4（30.2～32.6）	30.9（29.5～32.3）	21.8（20.6～22.9）
	10 000～14 999 元	8834	23.3（21.6～25.1）	13.7（12.5～14.9）	29.6（27.8～31.3）	32.5（30.6～34.5）	23.3（21.5～25.0）
	15 000～19 999 元	3446	21.7（19.6～23.8）	13.4（11.8～15.1）	29.2（26.8～31.6）	35.8（32.8～38.8）	23.3（21.0～25.5）
	20 000～24 999 元	1997	22.5（19.9～25.0）	16.1（13.9～18.3）	28.3（25.5～31.2）	34.8（31.4～38.2）	26.9（23.7～30.1）
	25 000 元以上	2160	26.0（23.0～29.1）	15.7（13.3～18.1）	27.5（24.8～30.1）	34.8（31.3～38.3）	23.5（20.6～26.3）
合计	5000 元以下	26 467	24.4（23.5～25.3）	16.9（16.2～17.6）	38.0（37.0～39.0）	31.4（30.4～32.3）	21.2（20.3～22.1）
	5000～9999 元	24 553	25.3（24.4～26.3）	15.5（14.7～16.2）	33.6（32.6～34.6）	31.2（30.1～32.3）	23.3（22.3～24.3）

续表

	例数	腹型肥胖（%）	高血糖（%）	高血压（%）	低 HDL-C（%）	高 TG（%）
10 000～14 999 元	19 346	26.0（24.8～27.2）	14.9（14.1～15.8）	32.3（31.0～33.5）	32.7（31.3～34.0）	24.2（23.0～25.3）
15 000～19 999 元	10 336	26.9（25.3～28.5）	15.3（14.2～16.4）	34.7（33.0～36.5）	34.7（32.8～36.6）	25.9（24.2～27.6）
20 000～24 999 元	7330	27.7（25.9～29.5）	17.1（15.8～18.5）	35.1（33.1～37.2）	36.0（33.9～38.2）	26.9（25.1～28.8）
25 000 元以上	10 012	26.3（24.8～27.8）	16.1（14.9～17.3）	31.5（29.8～33.1）	35.0（33.1～36.8）	25.6（24.1～27.2）

二、膳食因素

选择参加 3 天 24 小时膳食调查并具有 MS 各组分信息的 18 岁及以上人群作为研究对象，共 41 090 人，其中男性 17 877 人，女性 23 213 人。城市 20 579 人，农村 20 511 人。

（一）蔬菜水果摄入量

WHO 全球预防和控制非传染性疾病综合监测框架中，将 18 岁及以上人群每日蔬菜和水果消费量少于 5 份（400g）的年龄标化流行率作为评价摄入量不足的指标。样本人群中蔬菜水果摄入充足（400g 及以上）的比例为 23.7%，男性为 25.0%，女性为 22.7%。蔬菜水果摄入充足的人群 MS 患病率略低于摄入不足的人群，特别是在女性人群中，差异具有统计学意义。蔬菜水果摄入充足的人，高血糖率、高血压率均低于摄入不足的人群，差异具有统计学意义。高 TG 血症和低 HDL-C 血症率在男性中无显著性差异，女性人群蔬菜水果摄入充足人群低 HDL-C 血症率低于摄入不足的人群（表 4-3）。蔬菜水果摄入充足的人群腹型肥胖率高于摄入不足的人群，经 Cox 回归分析结果显示，蔬菜水果摄入充足是女性人群 MS、高血糖和高血压患病的保护因素，*PR* 值分别为 0.867（95%*CI*: 0.776～0.967）、0.838（95%*CI*: 0.747～0.939）和 0.875（95%*CI*: 0.807～0.949），控制能量因素后，蔬菜水果摄入充足对女性人群高血糖和高血压患病的保护作用依然存在，*PR* 值分别为 0.882（95%*CI*: 0.785～0.992）和 0.915（95%*CI*: 0.842～0.995），继续增加控制地区、年龄因素后，保护作用均无统计学意义。蔬菜水果摄入充足的男性发生超重肥胖的风险增加，*PR* 值分别为 1.141（95%*CI*: 1.021～1.274），控制了能量摄入因素后，*PR* 值分别为 1.144（95%*CI*: 1.021～1.281），继续控制地区和年龄因素后，*PR* 值为 1.075（95%*CI*: 0.959～1.206），无统计学意义。

表 4-3 蔬菜水果摄入量与 MS 及 MS 各组分患病率（CDS 标准）

	蔬菜水果摄入量	
	<400g	≥400g
男性	13 392	4485
MS（%）	20.8（19.6～21.9）	21.4（19.2～23.7）
腹型肥胖（%）	24.8（23.5～26.1）	28.3（25.6～31.0）

续表

		蔬菜水果摄入量	
		<400g	≥400g
	高血糖(%)	16.0(15.0～17.0)	14.9(13.3～16.5)
	高血压(%)	37.5(36.0～38.9)	36.7(34.2～39.2)
	高TG血症(%)	28.5(27.1～29.9)	28.3(25.7～30.8)
	低HDL-C血症(%)	39.2(37.7～40.8)	39.1(36.3～41.9)
女性		17923	5290
	MS(%)	15.6(14.9～16.3)	13.5(12.2～14.9)
	腹型肥胖(%)	25.1(24.1～26.2)	25.2(23.1～27.2)
	高血糖(%)	15.5(14.7～16.4)	13.0(11.7～14.3)
	高血压(%)	32.0(30.9～33.1)	28.0(26.0～30.0)
	高TG血症(%)	18.5(17.6～19.3)	19.0(16.7～21.3)
	低HDL-C血症(%)	26.3(25.2～27.4)	24.5(22.0～26.9)
合计		31315	9775
	MS(%)	18.2(17.5～18.9)	17.8(16.4～19.2)
	腹型肥胖(%)	25.0(24.1～25.8)	26.9(25.1～28.6)
	高血糖(%)	15.8(15.1～16.4)	14.0(13.0～15.1)
	高血压(%)	34.7(33.8～35.6)	32.7(31.1～34.4)
	高TG血症(%)	23.5(22.6～24.3)	24.1(22.3～25.8)
	低HDL-C血症(%)	32.8(31.8～33.7)	32.4(30.5～34.3)

(二)肉类食物摄入量

肉类食物包括畜肉和禽肉及其制品，成年居民每日肉类食物摄入量在100g以下的占62.0%，100～199g的占28.7%，200～299g占7.3%，300g以上的占2.0%。不同肉类食物摄入水平下MS及其组分的患病率显示，摄入量在100～199g组的MS患病率最低，为15.7%，MS各组分中腹型肥胖、高血糖、高血压患病率均最低，高TG血症率与<100g组接近，低HDL-C血症率则是200～299g组最低。肉类食物与MS的关系有性别差异，男性中每日摄入肉类100～199g组的MS患病率最低，MS的组分中，腹型肥胖、高血糖、高TG血症率最低，每日摄入肉类200～299g组低HDL-C血症率最低；在女性人群中，摄入量在100g以下人群的MS患病率高于100g以上的人群，MS组分中，腹型肥胖、高血压和低HDL-C血症的患病率较高(表4-4)。

进行Cox模型分析显示，无论是男性还是女性每天摄入肉类低于100g的人群发生MS的风险均高于摄入量在100～199g的人群，*PR*值分别为1.225(95%*CI*: 1.091～1.375)和1.352(95%*CI*: 1.200～1.523)，进一步调整能量、地区、年龄因素后，男性人群的*PR*值降为1.179(95%*CI*: 1.049～1.327)，女性人群降为1.209(95%*CI*: 1.080～1.352)。摄入量超过300g的男性人群发生MS的风险显著高于低摄入水平人群，调整后*PR*为1.507(95%*CI*: 1.176～1.932)。与摄入量100～199g的人群相比，摄入量不足100g的男性人群发生低HDL-C的风险增加11.0%；女性人群发生超重肥胖、高血压、高TG血症和低HDL-C的风险分别增加 21.6%、18.4%、14.7% 和 20.9%。摄入量超过 300g 的男性人群发生高 TG 血症的风险可增加 29.5%。

表 4-4　肉类食物摄入量与 MS 及 MS 各组分患病率（CDS 标准）

		肉类摄入量			
		<100g	100～199g	200～299g	300g 及以上
男性	N	8604	4838	1400	419
	MS（%）	22.8（21.2～24.3）	18.6（16.9～20.3）	20.8（17.4～24.2）	28.3（22.0～34.5）
	腹型肥胖（%）	26.7（25.1～28.4）	25.1（22.6～27.6）	26.2（22.2～30.1）	31.9（25.6～38.1）
	高血糖（%）	17.3（16.1～18.6）	14.5（13.1～16.0）	15.3（11.9～18.7）	15.1（11.1～19.2）
	高血压（%）	39.4（37.6～41.3）	34.1（31.8～36.4）	30.4（26.6～34.3）	39.0（31.8～46.2）
	高 TG 血症（%）	27.9（26.1～29.7）	29.6（27.2～32.0）	31.5（27.1～35.9）	40.7（33.3～48.1）
	低 HDL-C 血症（%）	40.6（38.7～42.5）	37.8（35.2～40.3）	36.3（31.5～41.2）	41.1（33.9～48.2）
女性	N	13 060	5202	1139	261
	MS（%）	16.2（15.2～17.1）	12.0（10.7～13.2）	10.3（8.3～12.2）	11.6（8.0～15.2）
	腹型肥胖（%）	26.4（25.1～27.7）	21.3（19.5～23.0）	21.3（18.0～24.7）	26.4（17.8～34.9）
	高血糖（%）	15.1（14.2～16.1）	14.0（12.6～15.4）	15.3（12.3～18.3）	16.4（11.6～21.2）
	高血压（%）	32.3（31.0～33.6）	24.4（22.4～26.3）	26.6（22.5～30.7）	21.1（15.2～27.0）
	高 TG 血症（%）	19.7（18.5～21.0）	16.1（14.5～17.7）	14.3（11.9～16.7）	16.0（11.2～20.9）
	低 HDL-C 血症（%）	27.3（25.9～28.7）	22.5（20.4～24.6）	16.8（13.5～20.1）	20.2（11.0～29.4）
合计	N	21 664	10 040	2539	680
	MS（%）	19.2（18.3～20.1）	15.7（14.6～16.8）	17.2（14.8～19.5）	23.1（18.4～27.8）
	腹型肥胖（%）	26.5（25.5～27.6）	23.4（21.8～25.0）	24.5（21.6～27.4）	30.2（25.1～35.3）
	高血糖（%）	16.2（15.4～16.9）	14.3（13.3～15.3）	15.3（12.9～17.8）	15.5（12.1～18.9）
	高血压（%）	35.6（34.5～36.7）	29.9（28.3～31.4）	29.1（26.2～32.0）	33.5（27.9～39.1）
	高 TG 血症（%）	23.5（22.4～24.6）	23.7（22.1～25.3）	25.5（22.5～28.6）	33.1（27.5～38.7）
	低 HDL-C 血症（%）	33.4（32.2～34.6）	31.1（29.4～32.8）	29.6（26.1～33.0）	34.6（29.0～40.3）

（三）钠摄入水平

个体每日钠摄入量按照能量残差调整法计算能量调整后钠的摄入量，按照第 20、40、60、80 百分位数值，将个体摄入量低于 P20、P20～P40、P40～P60、P60～P80 和 P80 以上分别定义为低、中低、中、中高、高水平。分析不同钠摄入水平与 MS 患病率及 MS 各组分患病率的关系。结果显示，随着钠摄入水平的增加，MS 患病率以及高血压患病率均随之增加（表 4-5）。高钠摄入组与低钠摄入组相比，发生腹型肥胖的风险增加 30.6%（*PR*=1.306，95%*CI*: 1.188～1.436），高血压的风险增加 7.7%（*PR*=1.077，95%*CI*: 1.010～1.148），发生 MS 的风险增加 19.2%（*PR*=1.192，95%*CI*: 1.074～1.323）（图 4-2）。

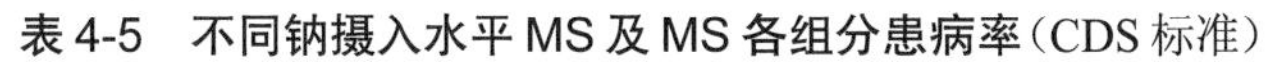
表 4-5 不同钠摄入水平 MS 及 MS 各组分患病率（CDS 标准）

		钠摄入水平				
		低	中低	中	中高	高
男性	Na 摄入量（g/天）	2491	3572	4571	5956	10956
	MS（%）	18.7（16.6～20.8）	20.8（18.2～23.3）	21.6（19.3～23.9）	20.5（18.4～22.7）	22.9（20.7～25.1）
	腹型肥胖（%）	21.3（19.0～23.5）	25.9（23.0～28.8）	25.0（22.4～27.5）	27.2（24.5～30.0）	28.7（26.0～31.4）
	高血糖（%）	13.7（12.1～15.3）	13.7（12.1～15.3）	18.1（15.9～20.3）	17.0（14.8～19.2）	16.0（14.3～17.7）
	高血压（%）	35.8（33.2～38.4）	35.1（32.2～38.1）	36.6（33.9～39.4）	38.5（35.6～41.3）	39.6（37.0～42.3）
	高 TG 血症（%）	27.9（25.1～30.6）	28.8（25.6～31.9）	27.6（24.9～30.3）	29.7（26.8～32.7）	28.2（25.7～30.6）
	低 HDL-C 血症（%）	40.2（37.2～43.2）	40.8（37.3～44.3）	37.4（34.6～40.3）	39.9（36.8～42.9）	37.8（35.2～40.4）
女性	Na 摄入量（g/天）	2139	3133	4145	5542	10349
	MS（%）	12.6（11.4～13.9）	13.9（12.6～15.2）	15.9（14.4～17.4）	16.6（15.0～18.2）	17.1（15.5～18.7）
	腹型肥胖（%）	21.4（19.5～23.4）	24.7（22.7～26.8）	23.3（21.5～25.2）	27.9（25.6～30.1）	29.0（26.9～31.2）
	高血糖（%）	14.1（12.5～15.7）	15.2（13.6～16.8）	15.2（13.7～16.7）	14.8（13.3～16.4）	15.6（14.1～17.2）
	高血压（%）	26.9（25.0～28.9）	32.3（30.1～34.6）	31.2（29.1～33.3）	31.9（29.5～34.2）	33.3（31.1～35.5）
	高 TG 血症（%）	18.1（16.3～19.9）	17.4（15.8～19.0）	18.2（16.6～19.9）	20.7（18.2～23.1）	18.7（16.9～20.4）
	低 HDL-C 血症（%）	23.4（21.4～25.4）	25.3（23.1～27.5）	26.2（24.1～28.3）	26.9（24.3～29.5）	27.8（25.6～30.0）
合计	Na 摄入量（g/天）	2294	3307	4318	5723	10648
	MS（%）	15.8（14.5～17.0）	17.1（15.7～18.4）	18.6（17.3～20.0）	18.6（17.3～20.0）	20.4（19.0～21.9）
	腹型肥胖（%）	21.3（19.8～22.8）	25.3（23.5～27.0）	24.1（22.5～25.7）	27.5（25.7～29.3）	28.8（27.0～30.6）
	高血糖（%）	13.9（12.8～15.0）	14.5（13.4～15.6）	16.6（15.3～17.9）	16.0（14.6～17.4）	15.8（14.7～17.0）
	高血压（%）	31.5（29.8～33.2）	33.6（31.8～35.4）	33.8（32.1～35.5）	35.3（33.5～37.2）	36.9（35.2～38.7）
	高 TG 血症（%）	23.2（21.5～24.8）	22.7（21.0～24.4）	22.7（21.1～24.3）	25.4（23.5～27.4）	24.1（22.5～25.7）
	低 HDL-C 血症（%）	32.1（30.1～34.0）	32.5（30.5～34.5）	31.6（29.8～33.3）	33.7（31.7～35.7）	33.6（31.8～35.3）

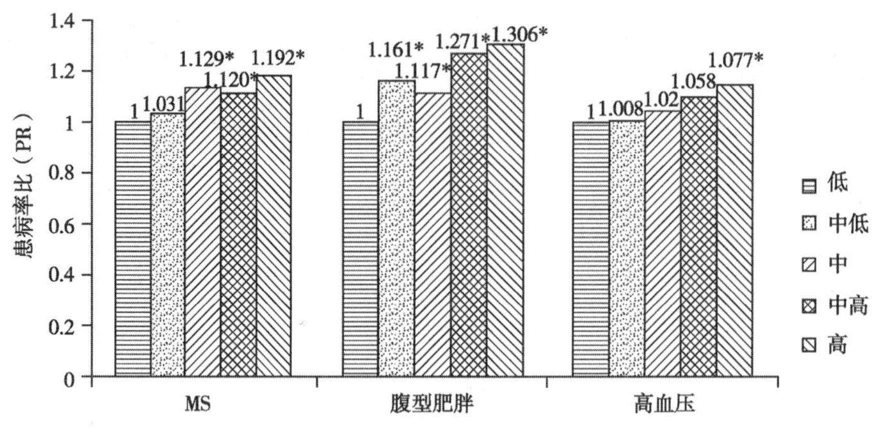

图 4-2　钠摄入量与人群 MS、高血压患病风险

注：$^{*}P$<0.05

三、身体活动

选择有完整身体活动信息和代谢综合征相关指标的 18 岁及以上人群作为分析样本，共 103 629 人，其中城市居民 52 605 人，农村居民 51 024 人。

以"每日闲暇静坐时间"作为身体活动水平的代表指标，分析其与 MS 患病率的关系。城市人群平均每日闲暇静坐时间为 2.8 小时，农村人群为 2.5 小时。城市人群每日闲暇静坐时间在 3 小时以上的占 51%，农村人群占 41%。总体来看，随着闲暇静坐时间的增加，人群 MS 的患病率呈增加的趋势（表 4-6）。静坐时间超过 4 小时的人与不足 1 小时的人相比，城市和农村居民发生 MS 的风险分别增加 42.9%（*PR*=1.429，95%*CI*：1.199～1.704）和 20.7%（*PR*=1.207，95%*CI*：1.022～1.026）（图 4-3）。随着闲暇静坐时间增加，低 HDL-C 血症发生的风险呈增加趋势，与每日静坐不足 1 小时的人群相比，静坐超过 4 小时的城市和农村居民发生低 HDL-C 血症的风险分别增加 32.4%（*PR*=1.324，95%*CI*：1.115～1.573）和 25.7%（*PR*=1.257，95%*CI*：1.057～1.496）；城市居民腹型肥胖的风险增加 19.9%（*PR*=1.199，95%*CI*：1.088～1.320）。

表 4-6　每日闲暇静坐时间与 MS 及 MS 各组分患病率（CDS 标准）

		每日闲暇静坐时间（h/天）				
		<1	1～	2～	3～	4～
城市	N	1561	7406	16 825	12 703	14 110
	MS（%）	16.6（13.8～19.3）	20.7（19.1～22.2）	19.8（18.8～20.8）	20.6（19.2～22.1）	22.7（21.4～24.0）
	腹型肥胖（%）	23.6（20.4～26.9）	28.8（27.1～30.6）	27.3（26.1～28.6）	27.4（25.8～28.9）	29.2（27.7～30.7）
	高血糖（%）	18.0（15.1～20.8）	17.7（16.3～19.1）	16.9（15.9～17.8）	15.0（14.0～16.0）	16.7（15.7～17.8）

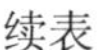

续表

		每日闲暇静坐时间(h/天)				
		<1	1～	2～	3～	4～
	高血压(%)	38.0(33.8～42.1)	38.7(36.8～40.5)	36.3(35.0～37.6)	35.7(34.0～37.4)	35.6(34.1～37.2)
	高TG血症(%)	20.7(17.3～24.1)	24.7(22.9～26.4)	24.4(23.1～25.6)	26.1(24.4～27.7)	27.9(26.4～29.4)
	低HDL-C血症(%)	30.0(26.0～34.1)	31.3(29.4～33.2)	33.0(31.6～34.4)	31.9(30.2～33.7)	34.4(32.8～36.1)
农村	N	1734	9042	19 151	12 503	8594
	MS(%)	16.0(13.5～18.5)	16.2(15.1～17.3)	16.3(15.5～17.1)	17.1(16.0～18.1)	17.1(15.8～18.4)
	腹型肥胖(%)	22.9(19.6～26.2)	22.6(21.3～24.0)	24.0(22.9～25.0)	23.8(22.6～25.1)	23.8(22.2～25.3)
	高血糖(%)	16.8(14.0～19.6)	16.5(15.4～17.6)	15.8(15.0～16.7)	15.4(14.4～16.3)	15.8(14.5～17.0)
	高血压(%)	35.2(31.5～38.8)	34.8(33.3～36.2)	33.1(31.9～34.2)	32.5(31.2～33.7)	29.0(27.5～30.6)
	高TG血症(%)	18.7(15.8～21.7)	20.5(19.1～21.8)	21.3(20.3～22.3)	22.8(21.6～24.1)	23.2(21.6～24.8)
	低HDL-C血症(%)	30.2(26.3～34.0)	31.3(29.7～32.8)	30.9(29.7～32.0)	32.7(31.3～34.1)	35.9(33.9～37.8)
合计	N	3295	16 448	35 976	25 206	22 704
	MS(%)	16.3(14.4～18.1)	18.3(17.4～19.2)	18.0(17.3～18.6)	18.8(17.9～19.6)	20.4(19.4～21.3)
	腹型肥胖(%)	23.3(20.9～25.6)	25.6(24.5～26.7)	25.6(24.8～26.4)	25.5(24.5～26.5)	26.9(25.8～28.0)
	高血糖(%)	17.3(15.3～19.3)	17.1(16.2～18.0)	16.3(15.7～17.0)	15.2(14.5～15.9)	16.3(15.5～17.1)
	高血压(%)	36.4(33.7～39.2)	36.6(35.4～37.8)	34.6(33.8～35.5)	34.0(32.9～35.0)	32.9(31.8～34.0)
	高TG血症(%)	19.6(17.4～21.9)	22.5(21.4～23.5)	22.8(22.0～23.6)	24.4(23.4～25.4)	25.9(24.8～27.0)
	低HDL-C血症(%)	30.1(27.3～32.9)	31.3(30.1～32.5)	31.9(31.0～32.8)	32.3(31.2～33.4)	35.0(33.8～36.3)

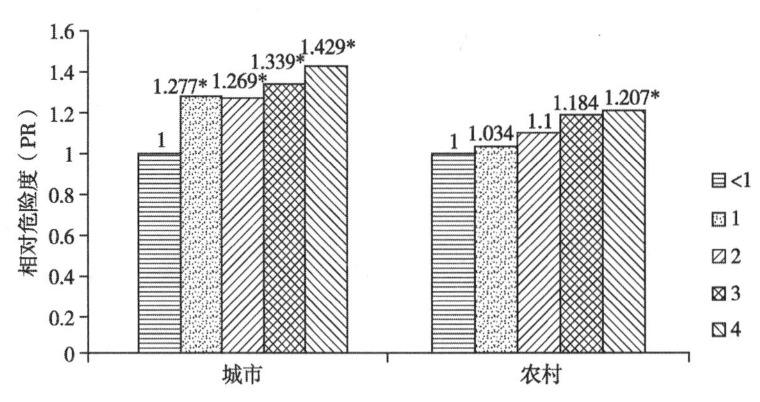

图 4-3　不同闲暇静坐时间（小时）发生 MS 的风险

注：*P<0.05

四、吸烟饮酒

（一）吸烟与代谢综合征

选择有吸烟信息及 MS 各组分数据的人群为研究对象，共 104 098 人，其中男性 44 500 人，女性 59 598 人。男性人群中吸烟者占 53.9%，女性人群中吸烟者占 3.2%。

男性人群吸烟者的 MS 患病率显著低于非吸烟者，分别为 20.1% 和 23.6%。女性人群吸烟者的 MS 患病率显著高于于非吸烟者，分别为 20.2% 和 15.5%。男性吸烟者腹型肥胖率、高血糖率、高血压率和高 TG 血症患病率显著低于非吸烟者（表 4-7）。男性吸烟者发生超重肥胖的风险低于非吸烟者，控制了年龄和地区因素后，*PR* 值为 0.895（95%*CI*: 0.845～0.948），女性吸烟者与非吸烟者超重肥胖率无差异。男性吸烟者在控制了年龄、地区和腹型肥胖因素后，患高血糖的风险低于非吸烟者，*PR* 值为 0.881（95%*CI*: 0.825～0.942）。男性和女性吸烟者发生高血压的风险均低于非吸烟者，*PR* 值分别为 0.956（95%*CI*: 0.919～0.994）和 0.897（95%*CI*: 0.830～0.970）。男性吸烟者发生高 TG 血症的风险显著高于非吸烟者，控制了年龄、地区和腹型肥胖因素后，*PR* 值为 1.105（95%*CI*: 1.046～1.167）。女性吸烟者发生低 HDL-C 血症的风险较高，*PR* 值为 1.185（95%*CI*: 1.059～1.326）。

表 4-7　吸烟者与非吸烟者 MS 和各组分患病率（CDS 标准）

		例数	MS 患病率（%）	MS 组分				
				腹型肥胖（%）	高血糖（%）	高血压（%）	低 HDL-C（%）	高 TG（%）
男性	非吸烟者	20 505	23.6（22.5～24.6）	27.9（26.7～29.0）	18.4（17.5～19.3）	39.6（38.4～40.9）	40.0（38.7～41.4）	27.5（26.3～28.6）
	吸烟者	23 995	20.1（19.3～21.0）	24.5（23.5～25.4）	15.5（14.7～16.2）	36.0（35.0～37.1）	38.9（37.7～40.1）	29.0（27.9～30.1）
女性	非吸烟者	57 652	15.5（15.1～15.9）	25.4（24.8～26.0）	15.4（15.0～15.9）	30.9（30.3～31.5）	25.4（24.8～26.0）	18.9（18.4～19.4）
	吸烟者	1946	20.2（17.6～22.9）	28.1（25.0～31.2）	19.2（16.6～21.9）	39.7（36.1～43.2）	30.6（27.3～34.0）	24.1（21.0～27.3）

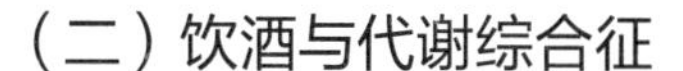

（二）饮酒与代谢综合征

选择完成饮酒信息调查和 MS 各组分指标的 18 岁及以上人群作为研究对象，共 103 987 人，其中男性 44 459 人，女性 59 528 人。饮酒情况采用回顾法，记录过去 12 个月的饮酒情况，酒类分为低度白酒、高度白酒、黄酒、米酒、啤酒、葡萄酒和其他酒，分别询问过去 12 个月内是否有饮用，如果饮用记录饮酒次数和平均每次饮用量，按照各类酒的酒精含量，计算折合成平均每日酒精摄入量，按照酒精摄入量分为 0（无饮酒）、1～14g、15～24g、25～49g、50g 及以上。比较不同饮酒水平下 MS 及各组分的患病率。结果显示，男性饮酒率为 56.2%，女性饮酒率为 15.1%。饮酒在 15g 以下的比例，男性为 29.0%，女性为 13.0%。平均每日饮酒超过 50g 酒精的比例，男性为 13.5%，女性为 0.7%。每日酒精摄入量在 1～14g 的人群 MS 患病率低于不饮酒的人，患病率分别为 17.6% 和 18.2%（表 4-8）。饮酒量达到 50g 及以上的人群 MS 患病率显著高于其他人群。特别是在男性人群中，与低饮酒量（1～14g）人群相比，发生 MS、腹型肥胖、高血糖、高血压和高 TG 血症的风险分别增加 13.0%、18.1%、19.6%、31.6% 和 21.7%。无论是男性还是女性，高饮酒量的人发生低 HDL-C 的风险较低，*PR* 值分别为 0.683（95%*CI*: 0.627～0.744）和 0.720（95%*CI*: 0.555～0.933）。饮酒量为 1～14g 的人群与不饮酒人群相比，男性人群发生高 TG 血症的风险较高，发生高血糖和低 HDL-C 血症的风险较低。女性人群发生 MS、超重肥胖、高血糖、高血压、高 TG 和低 HDL-C 血症的风险均较低。

表 4-8　不同饮酒水平 MS 和各组分患病率（CDS 标准）

		酒精摄入量				
		0	1～14g	15～24g	25～49g	50g 及以上
男性	N	19 502	12 831	2530	3551	6045
	MS（%）	22.1（21.0～23.1）	20.2（19.1～21.4）	22.1（19.5～24.7）	19.9（17.4～22.4）	25.1（23.2～27.0）
	腹型肥胖（%）	24.6（23.5～25.7）	25.2（23.9～26.5）	27.5（24.4～30.5）	28.2（25.0～31.4）	31.0（29.0～33.1）
	高血糖（%）	18.5（17.6～19.4）	13.8（12.8～14.7）	16.0（13.8～18.2）	16.1（14.0～18.2）	19.7（18.1～21.3）
	高血压（%）	36.9（35.7～38.1）	32.5（31.1～33.9）	37.1（34.0～40.3）	41.4（37.6～45.3）	51.1（48.9～53.3）
	高 TG 血症（%）	26.2（25.0～27.4）	28.4（27.0～29.9）	29.0（26.1～32.0）	29.1（25.9～32.4）	34.2（32.0～36.3）
	低 HDL-C 血症（%）	44.4（43.0～45.8）	41.1（39.5～42.6）	33.8（30.6～37.0）	30.0（26.8～33.2）	27.1（25.1～29.1）
女性	N	50 552	7665	414	464	433
	MS（%）	16.2（15.8～16.7）	10.8（9.9～11.7）	17.7（12.8～22.7）	13.9（10.2～17.6）	18.3（13.4～23.3）
	腹型肥胖（%）	25.9（25.2～26.5）	22.1（20.6～23.6）	32.6（25.5～39.7）	28.1（22.8～33.4）	30.6（23.2～38.0）
	高血糖（%）	16.0（15.5～16.4）	12.5（11.4～13.6）	12.2（7.8～16.6）	14.3（9.9～18.8）	20.9（15.6～26.3）

续表

		酒精摄入量				
		0	1～14g	15～24g	25～49g	50g 及以上
	高血压(%)	31.9(31.3～32.6)	24.3(22.8～25.7)	42.7(36.2～49.2)	40.6(35.0～46.3)	41.3(34.9～47.8)
	高 TG 血症(%)	19.3(18.7～19.8)	16.7(15.4～18.1)	20.4(15.1～25.7)	23.8(18.5～29.2)	23.3(18.2～28.5)
	低 HDL-C 血症(%)	25.9(25.2～26.6)	23.1(21.5～24.7)	23.1(17.7～28.5)	19.2(15.3～23.1)	17.4(13.7～21.0)
合计	N	70 054	20 496	2944	4015	6478
	MS(%)	18.2(17.7～18.7)	17.6(16.8～18.5)	21.8(19.3～24.2)	19.5(17.2～21.9)	24.8(22.9～26.6)
	腹型肥胖(%)	25.4(24.9～26.0)	24.3(23.3～25.4)	27.9(25.0～30.8)	28.2(25.2～31.2)	31.0(29.0～33.0)
	高血糖(%)	16.8(16.3～17.2)	13.4(12.7～14.2)	15.7(13.6～17.8)	16.0(14.0～18.0)	19.8(18.2～21.3)
	高血压(%)	33.6(33.0～34.2)	30.2(29.1～31.3)	37.6(34.6～40.5)	41.4(37.8～45.0)	50.7(48.6～52.9)
	高 TG 血症(%)	21.6(21.0～22.1)	25.2(24.1～26.4)	28.4(25.6～31.1)	28.8(25.7～31.8)	33.7(31.6～35.8)
	低 HDL-C 血症(%)	32.1(31.5～32.8)	36.1(34.9～37.4)	33.0(30.0～35.9)	29.3(26.3～32.4)	26.7(24.7～28.7)

五、家族史与代谢综合征

选择完成疾病家族史信息调查和 MS 各组分指标的 18 岁及以上人群作为研究对象，共 103 987 人，其中男性 44 459 人，女性 59 528 人。家族患病史采用询问调查的方式，询问被调查者的祖父 / 外祖父、祖母 / 外祖母、父亲、母亲、兄弟 / 姐妹中是否患有高血压、糖尿病等。如果其中有一人患有这种疾病，被调查者将被列为有家族史者。

（一）高血压家族史

有高血压家族史的占 13.9%，男女相近。有高血压家族史的人群 MS 患病率明显高于无家族史者，分别为 24.8% 和 17.7%(表 4-9)。MS 各组分的患病率结果显示，有高血压家族史的男性人群腹型肥胖率、高血压率、TG 和低 HDL-C 血症率显著高于无家族史的人群。有高血压家族史的女性人群高血压率显著高于无家族史的人群(表 4-10)。

表 4-9　高血压家族史与 MS 患病率(CDS 标准)

	无家族史			有家族史		
	例数	检出人数	患病率(%)	例数	检出人数	患病率(%)
男性	38 335	9190	20.0(19.3～20.6)	6124	2394	32.3(30.1～34.5)
女性	51 253	11 103	15.5(15.0～15.9)	8275	2082	16.1(14.9～17.4)
合计	89 588	20 293	17.7(17.3～18.2)	14 399	4476	24.8(23.5～26.1)

表 4-10　高血压家族史与 MS 组分患病率（CDS 标准）

		例数	腹型肥胖（%）	高血糖（%）	高血压（%）	高 TG 血症（%）	低 HDL-C 血症（%）
男性	无家族史	38 335	24.2（23.4～25.0）	16.8（16.1～17.4）	36.5（35.7～37.4）	26.7（25.9～27.6）	38.1（37.2～39.0）
	有家族史	6124	37.1（34.7～39.5）	17.1（15.6～18.7）	44.4（42.0～46.8）	37.8（35.4～40.3）	47.4（44.9～49.9）
女性	无家族史	51 253	25.5（24.9～26.1）	15.6（15.1～16.1）	30.9（30.2～31.5）	19.0（18.5～19.6）	25.4（24.8～26.1）
	有家族史	8275	25.4（23.7～27.2）	15.0（13.7～16.3）	32.8（30.9～34.7）	19.1（17.7～20.5）	25.7（23.8～27.6）

（二）糖尿病家族史

有糖尿病家族史的占 5.0%。有糖尿病家族史的人群 MS 患病率明显高于无家族史者，分别为 25.3% 和 18.4%。男性有糖尿病家族史的 MS 患病率显著高于女性（表 4-11）。MS 各组分的患病率结果显示，男性有糖尿病家族史的人群腹型肥胖率、高血糖率、TG 和低 HDL-C 血症率显著高于无家族史的人群。女性有糖尿病家族史的人群腹型肥胖率和高血糖率显著高于无家族史的人群（表 4-12）。

表 4-11　糖尿病家族史与 MS 患病率（CDS 标准）

	无家族史			有家族史		
	例数	检出人数	患病率（%）	例数	检出人数	患病率（%）
男性	42 308	10 679	21.2（20.5～21.9）	2151	905	31.8（27.9～35.6）
女性	56 504	12 324	15.5（15.0～15.9）	3024	861	17.9（15.6～20.2）
合计	98 812	23 003	18.4（18.0～18.8）	5175	1766	25.3（23.0～27.6）

表 4-12　糖尿病家族史与 MS 组分患病率（CDS 标准）

		例数	腹型肥胖（%）	高血糖（%）	高血压（%）	高 TG 血症（%）	低 HDL-C 血症（%）
男性	无家族史	42 308	25.4（24.7～26.2）	16.3（15.7～16.9）	37.7（36.8～38.5）	28.0（27.2～28.8）	39.0（38.1～39.9）
	有家族史	2151	38.2（33.8～42.5）	26.5（22.9～30.1）	37.5（33.5～41.4）	34.8（30.6～38.9）	48.4（43.7～53.1）
女性	无家族史	56 504	25.3（24.7～25.9）	15.2（14.8～15.7）	31.2（30.6～31.8）	19.0（18.4～19.5）	25.4（24.8～26.0）
	有家族史	3024	28.8（25.3～32.2）	22.3（19.5～25.1）	29.4（25.8～33.0）	20.2（17.5～22.9）	26.1（22.5～29.7）

第五章 儿童青少年代谢综合征患病率

一、各地区年龄组儿童青少年样本量

儿童青少年分析有效样本 23 064 人，男性 11 697 人，女性 11 367 人，城市儿童青少年 12 829 人，农村儿童青少年 10 235 人。10 岁及以上人群 16 872 人（表 5-1）。

表 5-1　不同地区、年龄、性别样本量

年龄（岁）	大城市		中小城市		普通农村		贫困农村	
	男性	女性	男性	女性	男性	女性	男性	女性
7	258	251	302	323	276	279	207	156
8	276	243	317	311	306	270	185	194
9	242	250	323	337	270	244	188	184
10	271	281	337	356	289	275	211	185
11	253	275	392	405	309	283	200	182
12	241	235	360	342	325	294	196	240
13	258	258	385	354	311	265	223	207
14	248	250	357	331	306	287	215	205
15	266	242	324	311	260	240	225	217
16	226	265	299	291	227	231	180	176
17	196	208	288	291	211	215	158	128
合计	2735	2758	3684	3652	3090	2883	2188	2074

二、10～17 岁儿童青少年代谢综合征患病率

（一）不同地区儿童青少年代谢综合征患病率

按照中国标准，全国 10～17 岁儿童青少年 MS 患病率为 2.4%，城市和农村分别为 2.8% 和 1.9%。男性高于女性，分别为 2.7% 和 2.0%，大城市男性儿童青少年 MS 患病率最高，为 3.9%。不同年龄组人群的 MS 患病率中以城市 13～17 岁男性最高，为 3.4%（表 5-2）。

按照 Cook 标准，全国 10～17 岁儿童青少年 MS 患病率为 4.3%，城市高于农村，分别为 4.7% 和 3.9%，男性高于女性，分别为 4.6% 和 4.1%。从不同年龄组来看，14～17 岁 MS 患

病率高于10～13岁组，分别为4.7%和3.9%，值得关注的是农村14～17岁男性儿童青少年MS患病率较高，为5.7%（表5-3）。

经McNemar检验，采用中国标准和cook标准得到的MS患病率及不同地区不同性别的患病率均具有显著性差异（$P<0.0001$）。

与2002年相比，2012年城乡儿童青少年MS患病率均有所上升，按照中国标准，男性从2002年的0.47%增长到2012年的2.7%，女性从0.3%增长到2%（图5-1，图5-2）。

表5-2 不同地区10～17岁分性别儿童青少年MS患病率（中国标准）

地区	男性			女性			合计		
	例数	检出人数	标化率（%）	例数	检出人数	标化率（%）	例数	检出人数	标化率（%）
大城市	1959	76	3.9（3.0～4.7）	2014	42	2.1（1.5～2.7）	3973	118	3.0（2.5～3.6）
中小城市	2742	90	3.2（2.5～3.9）	2681	63	2.4（1.8～2.9）	5423	153	2.8（2.4～3.3）
普通农村	2238	56	2.5（1.8～3.1）	2090	39	1.7（1.1～2.2）	4328	95	2.1（1.7～2.5）
贫困农村	1608	21	1.4（0.8～2.0）	1540	28	2.0（1.2～2.7）	3148	49	1.6（1.2～2.1）
城市	4701	166	3.3（2.7～3.9）	4695	105	2.3（1.8～2.8）	9396	271	2.8（2.4～3.2）
农村	3846	77	2.1（1.6～2.6）	3630	67	1.8（1.3～2.2）	7476	144	1.9（1.6～2.3）
合计	8547	243	2.7（2.3～3.0）	8325	172	2.0（1.7～2.4）	16 872	415	2.4（2.1～2.6）

表5-3 不同地区10～17岁分性别儿童青少年MS患病率（Cook标准）

地区	男性			女性			合计		
	例数	检出人数	标化率（%）	例数	检出人数	标化率（%）	例数	检出人数	标化率（%）
大城市	1959	119	6.1（5.1～7.2）	2014	90	4.5（3.6～5.4）	3973	209	5.3（4.6～6.0）
中小城市	2742	133	4.8（4.0～5.5）	2681	109	4.2（3.4～5.0）	5423	242	4.5（3.9～5.1）
普通农村	2238	102	5.0（4.0～6.0）	2090	67	2.9（2.2～3.7）	4328	169	4.0（3.4～4.7）
贫困农村	1608	50	3.4（2.4～4.3）	1540	75	5.0（3.9～6.2）	3148	125	4.1（3.4～4.8）
城市	4701	252	4.9（4.2～5.6）	4695	152	4.4（3.7～5.1）	9396	404	4.7（4.2～5.2）
农村	3846	199	4.2（3.6～4.9）	3630	142	3.6（3.0～4.3）	7476	341	3.9（3.5～4.4）
合计	8547	451	4.6（4.1～5.1）	8325	294	4.1（3.6～4.5）	16 872	745	4.3（4.0～4.7）

表5-4 不同年龄组分性别儿童青少年MS患病率

地区		Cook标准			中国标准		
		男性	女性	合计	男性	女性	合计
城市	10～13岁	4.8（3.9～5.8）	4.0（3.1～4.8）	4.4（3.8～5.1）	3.4（2.6～4.2）	2.5（1.8～3.2）	3.0（2.4～3.5）
	14～17岁	5.0（4.0～6.1）	4.5（3.4～5.5）	4.8（4.0～5.5）	3.2（2.4～4.1）	2.1（1.4～2.9）	2.7（2.2～3.3）
农村	10～13岁	2.8（2.1～3.6）	4.1（3.2～5.0）	3.4（2.8～4.0）	2.0（1.4～2.6）	2.1（1.5～2.8）	2.0（1.6～2.5）
	14～17岁	5.7（4.5～6.8）	3.3（2.5～4.1）	4.6（3.8～5.3）	2.2（1.5～2.9）	1.5（0.9～2.1）	1.9（1.4～2.4）
合计	10～13岁	3.8（3.2～4.4）	4.0（3.4～4.6）	3.9（3.5～4.3）	2.6（2.1～3.1）	2.3（1.8～2.8）	2.5（2.1～2.8）
	14～17岁	5.4（4.6～6.2）	3.9（3.2～4.5）	4.7（4.1～5.2）	2.7（2.1～3.2）	1.8（1.3～2.2）	2.3（1.9～2.6）

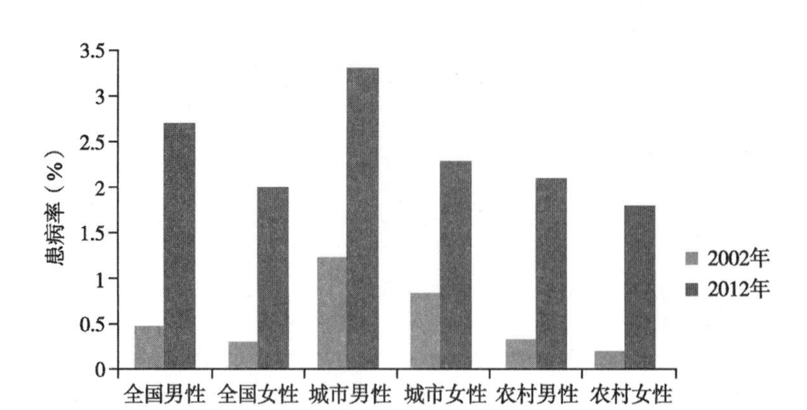

图 5-1 2002 年，2012 年中国 10～17 岁儿童 MS 患病率（中国标准）

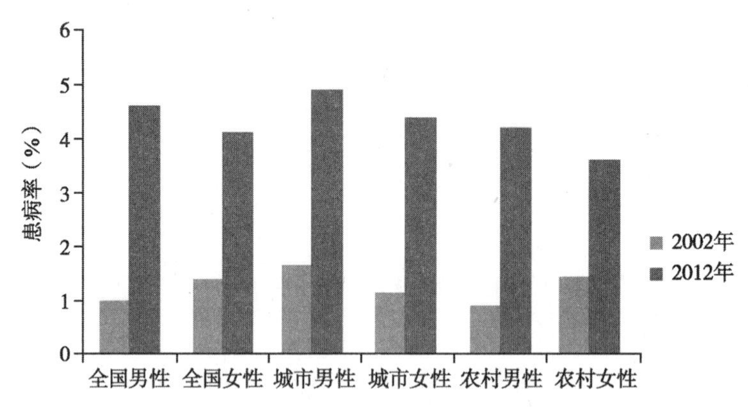

图 5-2 2002 年，2012 年中国 10～17 岁儿童 MS 患病率（Cook 标准）

（二）城乡地区儿童青少年代谢综合征各组分患病率

从 MS 各组分的患病率来看，儿童青少年腹型肥胖率为 11.1%，城市高于农村，分别为 12.4% 和 10.0%，男性和女性无显著差异。在其他各组分中低 HDL-C 率最高，以中国标准，患病率为 26.8%，TG 升高率为 8.8%，高血压率为 6.4%，高血糖率为 11.5%。与中国标准相比，采用 Cook 标准诊断，TG 升高率和高血压率更高，而高血糖率更低（表 5-5，表 5-6），经 McNemar 检验，采用中国标准和 cook 标准得到的 TG 升高率、低 HDL-C 率、高血压率及高血糖率均具有显著性差异（$p<0.0001$）。

城市儿童青少年的腹型肥胖率、高血压率高于农村儿童青少年，但农村儿童青少年的 TG 升高率、低 HDL-C 率和高血糖率均高于城市儿童青少年（表 5-5，表 5-6）。

与 2002 年相比，儿童青少年腹型肥胖率（2002 年：4.3%，2012 年：11.1%）、高血压率（2002 年：3.3%，2012 年：16.2%）、TG 升高率（2002 年：5.5%，2012 年：15%）和低 HDL-C 率（2002 年：23.2%，2012 年：28%）均有所上升，特别是高血压率增加幅度最大。高血糖率变化不大（2002 年：2.7%，2012 年：2.4%）。农村儿童青少年腹型肥胖率、TG 升高率的增加幅度大于城市人群（图 5-5，图 5-6）。

表 5-5　不同地区性别儿童青少年 MS 各组分患病率（Cook 标准）

		男性	女性	合计
城市	腹型肥胖（%）	12.7（11.7～13.8）	12.1（11.0～13.2）	12.4（11.7～13.2）
	TG 升高（%）	10.4（9.3～11.4）	15.6（14.4～16.8）	12.8（12.0～13.6）
	低 HDL-C（%）	27.5（26.0～28.9）	22.9（21.6～24.3）	25.3（24.3～26.3）
	高血压（%）	16.3（15.1～17.5）	17.4（16.1～18.6）	16.8（15.9～17.6）
	高血糖（%）	2.1（1.7～2.6）	1.8（1.4～2.3）	2.0（1.7～2.3）
农村	腹型肥胖（%）	9.2（8.3～10.1）	10.9（9.8～11.9）	10.0（9.3～10.7）
	TG 升高（%）	14.9（13.7～16.1）	19.5（18.2～20.8）	17.0（16.1～17.9）
	低 HDL-C（%）	32.2（30.7～33.7）	28.4（27.0～29.9）	30.5（29.4～31.5）
	高血压（%）	13.8（12.7～15.0）	17.9（16.6～19.2）	15.7（14.8～16.6）
	高血糖（%）	3.1（2.6～3.7）	2.4（1.9～2.9）	2.8（2.4～3.2）
合计	腹型肥胖（%）	10.9（10.2～11.6）	11.5（10.7～12.2）	11.1（10.6～11.7）
	TG 升高（%）	12.7（11.9～13.5）	17.6（16.7～18.5）	15.0（14.4～15.6）
	低 HDL-C（%）	30.0（28.9～31.0）	25.8（24.8～26.8）	28.0（27.3～28.8）
	高血压（%）	15.0（14.1～15.8）	17.7（16.8～18.6）	16.2（15.6～16.8）
	高血糖（%）	2.7（2.3～3.0）	2.1（1.8～2.4）	2.4（2.2～2.7）

表 5-6　不同地区性别儿童青少年 MS 各组分患病率（中国标准）

		男性	女性	合计
城市	腹型肥胖（%）	12.7（11.7～13.8）	12.1（11.0～13.2）	12.4（11.7～13.2）
	TG 升高（%）	5.9（5.1～6.7）	8.8（7.8～9.8）	7.2（6.6～7.9）
	低 HDL-C（%）	26.1（24.7～27.5）	21.8（20.5～23.1）	24.1（23.1～25.1）
	高血压（%）	7.3（6.5～8.2）	6.7（5.8～7.5）	7.0（6.4～7.6）
	高血糖（%）	13.7（12.5～14.8）	10.2（9.2～11.1）	12.0（11.3～12.8）
农村	腹型肥胖（%）	9.2（8.3～10.1）	10.9（9.8～11.9）	10.0（9.3～10.7）
	TG 升高（%）	9.2（8.3～10.2）	11.5（10.5～12.6）	10.3（9.6～11.0）
	低 HDL-C（%）	31.0（29.5～32.5）	27.0（25.6～28.5）	29.2（28.1～30.2）
	高血压（%）	5.4（4.6～6.2）	6.5（5.7～7.3）	5.9（5.3～6.5）
	高血糖（%）	12.5（11.5～13.5）	9.2（8.3～10.2）	11.0（10.3～11.7）
合计	腹型肥胖（%）	10.9（10.2～11.6）	11.5（10.7～12.2）	11.1（10.6～11.7）
	TG 升高（%）	7.6（7.0～8.3）	10.2（9.5～10.9）	8.8（8.4～9.3）
	低 HDL-C（%）	28.7（27.7～29.8）	24.5（23.5～25.5）	26.8（26.0～27.5）
	高血压（%）	6.3（5.7～6.9）	6.6（6.0～7.2）	6.4（6.0～6.8）
	高血糖（%）	13.1（12.3～13.8）	9.7（9.0～10.4）	11.5（11.0～12.0）

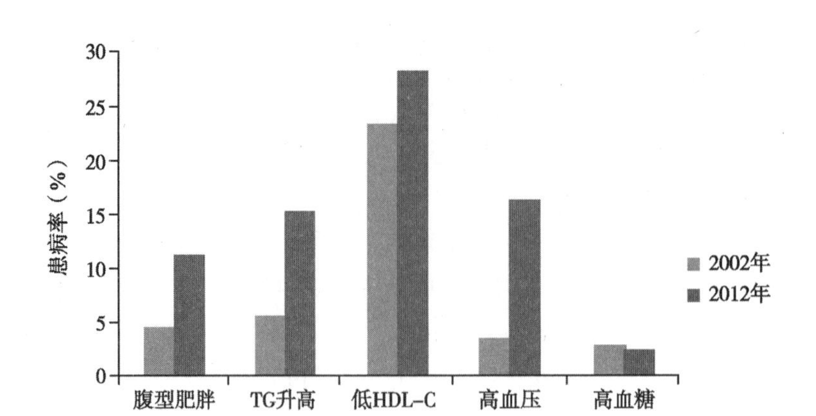

图 5-3 2002 年，2012 年中国 10～17 岁儿童 MS 各组分患病率（中国标准）

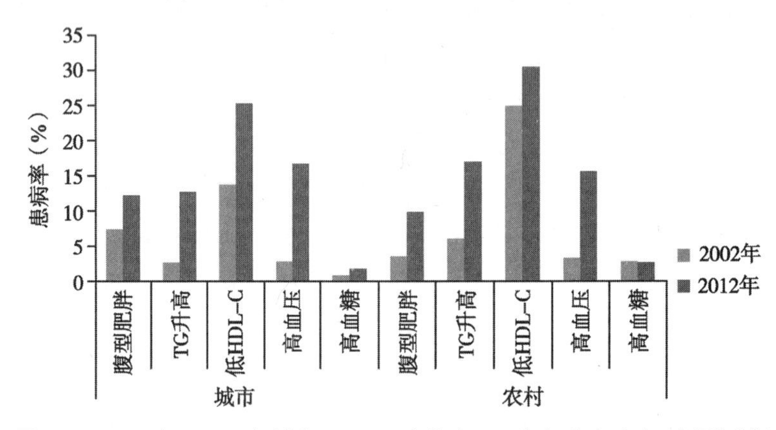

图 5-4 2002 年，2012 年城乡 10～17 岁儿童 MS 各组分患病率（中国标准）

（三）不同体质状况儿童代谢综合征患病率

按照 Cook 标准，体质正常的儿童 MS 患病率仅为 1.6%，超重儿童 MS 患病率上升到 13.3%，肥胖儿童 MS 患病率高达 37.1%（表 5-7）。与体质正常的儿童青少年相比，超重人群发生 MS 的风险增加了 8 倍（*PR*=8.233，95%*CI*: 6.714～10.096），肥胖人群发生 MS 的风险增加 23 倍（*PR*=23.118，95%*CI*: 19.453～27.473）（图 5-5）。

表 5-7 不同体质状况儿童 MS 患病率（%）（Cook 标准）

	正常	超重	肥胖
男性	1.3（1.0～1.6）	12.8（10.4～15.3）	38.4（34.1～42.7）
女性	2.0（1.6～2.3）	14.0（10.9～17.1）	34.3（28.3～40.2）
城市	1.3（1.0～1.6）	12.1（9.7～14.5）	38.8（34.3～43.3）
农村	1.9（1.6～2.3）	14.7（11.6～17.9）	34.4（28.8～40.1）
合计	1.6（1.4～1.9）	13.3（11.4～15.2）	37.1（33.5～40.6）

按照中国标准，体质正常的儿童 MS 患病率仅为 0.4%，超重儿童 MS 患病率为 8.3%，肥胖儿童 MS 患病率上升到 27.5%（表 5-8）。依据中国标准，与体质正常儿童相比，超重和肥胖儿童发生 MS 的风险分别增加约 21 倍（*PR*=20.872，95%*CI*: 14.904～29.231）和 69 倍（*PR*=68.816，95%*CI*: 50.798～93.226），这与中国标准中腹型肥胖为必须指标有关。

表 5-8　不同体质状况儿童 MS 患病率(%)(中国标准)

	正常	超重	肥胖
男性	0.2(0.1～0.3)	8.6(6.5～10.7)	27.6(23.5～31.7)
女性	0.6(0.4～0.8)	7.8(5.4～10.2)	27.3(21.4～33.1)
城市	0.4(0.3～0.6)	7.6(5.6～9.5)	29.0(24.7～33.2)
农村	0.4(0.2～0.5)	9.3(6.7～11.9)	25.3(19.9～30.6)
合计	0.4(0.3～0.5)	8.3(6.8～9.9)	27.5(24.2～30.8)

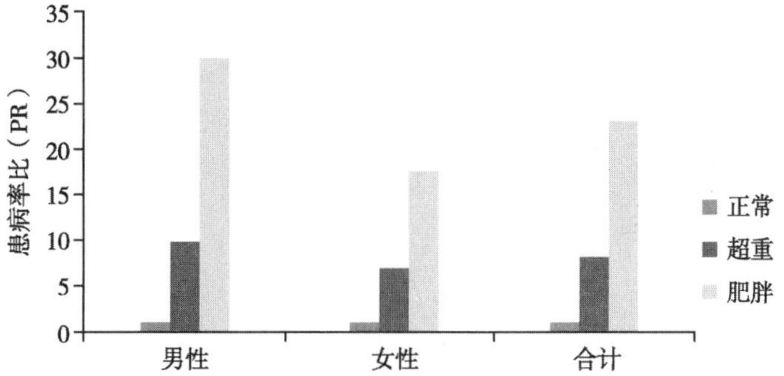

图 5-5　不同体质状况儿童青少年 MS 患病风险(Cook 标准)

三、7～9 岁儿童代谢异常情况

7～9 岁儿童肥胖率为 7.1%，脂代谢紊乱率为 20.6%，高血压率为 5.2%，高血糖率为 10.2%，4 个指标中至少有 1 项的发生率为 35.7%。男性肥胖率和高血糖率高于女性，女性脂代谢紊乱和高血压率高于男性。城市儿童肥胖率、高血压率和高血糖率高于农村儿童，而农村儿童脂代谢紊乱率高于城市儿童(表 5-9)。

表 5-9　不同地区性别儿童青少年代谢异常发生率

		男性	女性	合计
城市	肥胖(%)	8.1(6.6～9.6)	7.0(5.6～8.3)	7.5(6.5～8.6)
	脂代谢紊乱(%)	15.1(13.2～17.0)	18.6(16.5～20.6)	16.8(15.4～18.2)
	高血压(%)	5.4(4.2～6.7)	6.3(5.0～7.6)	5.8(4.9～6.7)
	高血糖(%)	12.9(11.0～14.7)	8.8(7.3～10.4)	10.9(9.7～12.1)
	至少 1 项(%)	33.9(31.3～36.6)	34.0(31.5～36.6)	34.0(32.1～35.8)
农村	肥胖(%)	6.3(5.1～7.5)	7.1(5.8～8.5)	6.7(5.8～7.6)
	脂代谢紊乱(%)	22.0(20.0～24.1)	26.3(24.1～28.6)	24.1(22.5～25.6)
	高血压(%)	4.3(3.3～5.3)	5.2(4.1～6.3)	4.7(4.0～5.5)
	高血糖(%)	11.8(10.2～13.3)	7.0(5.7～8.3)	9.5(8.5～10.6)
	至少 1 项(%)	37.1(34.7～39.5)	37.4(35.0～39.9)	37.3(35.5～39.0)
合计	肥胖(%)	7.1(6.2～8.1)	7.0(6.1～8.0)	7.1(6.4～7.8)
	脂代谢紊乱(%)	18.8(17.3～20.2)	22.6(21.1～24.1)	20.6(19.5～21.6)
	高血压(%)	4.8(4.0～5.6)	5.7(4.9～6.6)	5.2(4.7～5.8)
	高血糖(%)	12.3(11.1～13.5)	7.9(6.9～8.9)	10.2(9.4～11.0)
	至少 1 项(%)	35.6(33.8,～37.4)	35.8(34.0,～37.6)	35.7(34.4～37.0)

第六章
主要发现与建议

一、代谢综合征患病率

（一）成人代谢综合征患病率

1. 患病率现状　以MS的3个诊断标准，即ATPⅢ标准、IDF标准和CDS标准计算中国成年人MS患病率，结果差异较大。3个定义的主要区别在于：

（1）ATPⅢ是2001年美国根据英国人群的研究获得的数据，从早期发现心血管疾病和2型DM高危人群以及采取早期防治的角度出发，提出了NCEP-ATPⅢ的MS工作定义。每一种组分的入选标准都较各自相应的临床诊断标准低，例如高血压的临床诊断标准为收缩压/舒张压≥140/90mmHg，而MS定义中血压升高标准定为收缩压/舒张压≥130/85mmHg，IDF（2005）定义的血压升高也定为≥130/85mmHg，这对高危人群的筛查和人群防治策略的制定可能更为重要。然而该定义的腹型肥胖判断的腰围切割点不适用于美籍非洲人、南欧白种人以及中国人。

（2）2005年的IDF定义综合了WHO和ATPⅢ的定义，其目的是通过简便易行的“临床实用定义”在更广泛的人群中应用，以寻找出更多的MS人群，进行早期的预防及干预，从而遏止DM和心血管疾病的流行。其特点是“强调了腹型肥胖在MS中的核心地位，即确认一个MS的个体必须具备腹型肥胖”，在此基础上另有TC升高、HDL-C水平降低、血压升高、空腹血糖升高中的任意两项。其在腹型肥胖评定方法及人群特异性切点采用和空腹血糖受损的切点均与WHO和NCEP-ATPⅢ标准不同。具体表现在：①入选标准原则上考虑到了种族的遗传差异，如腹型肥胖统一以腰围来衡量，切点因种族而非居住地而异，欧洲裔人群为男性≥94cm，女性≥80cm；南亚人群包括中国人群为男性≥90cm，女性≥80cm。②血糖异常标准降低为空腹血糖≥5.6mmol/L，这一点上明显不同于以往的定义，口服葡萄糖试验对MS的诊断不是必需的。研究结果显示，如果依据现有的糖尿病临床诊断标准，则在糖尿病确诊之前一般已经发生了大血管病变，而将空腹血糖值切点定在≥5.6mmol/L时，预测心血管事件发生的敏感性和特异性较好。③在发病机制方面，IDF认为肥胖和胰岛素抵抗同等重要，考虑到应用的简便，将腹型肥胖作为首要条件，并认为腰围比体重指数更能体现与其他组成成分的独立相关性，故推荐作为腹型肥胖的测量指标。④其他的入选标准如血压、甘油三酯、高密度脂蛋白胆固醇等标准同于NCEP-ATPⅢ定义。但IDF标准是否适合中国人尚有待于进一步的前瞻性研究。

CDS（2013）定义是在2004年CDS建议基础上，对MS的组分量化指标进行了修订。

主要的变化是用腹型肥胖的指标（腰围）代替了原来肥胖指标（BMI），同时降低高血压的切点值，并将血脂异常的指标高 TG 和低 HDL-C 血症分成两个独立指标，总体组分数由 2004 版的 4 项增加为 5 项。本研究人群采用 CDS（2013）诊断的 MS 患病率较采用 CDS（2004）得到的患病率增加 7.7 个百分点，分别是 18.7%（CDS2013）和 11.0%（CDS2004）。

以 MS 的 3 个诊断标准判断中国成年人 MS 患病率分别为 18.7%（CDS）、15.2%（ATPⅢ）和 20.5%（IDF）。依据 CDS 标准，中国约有 1.9 亿成年人患有 MS。与 2002 年相比，18 岁及以上成年人 MS 有显著性升高，男性增加了 10.6 个百分点，女性增加了 7.8 个百分点。十年间我国成年人 MS 患者增加了一倍。

与美国和韩国的 MS 患病率相比（IDF 标准），总体来看我国成年人 MS 患病率低于美国和韩国，但是我国成年女性 MS 患病率高于美国女性（图 6-1）。

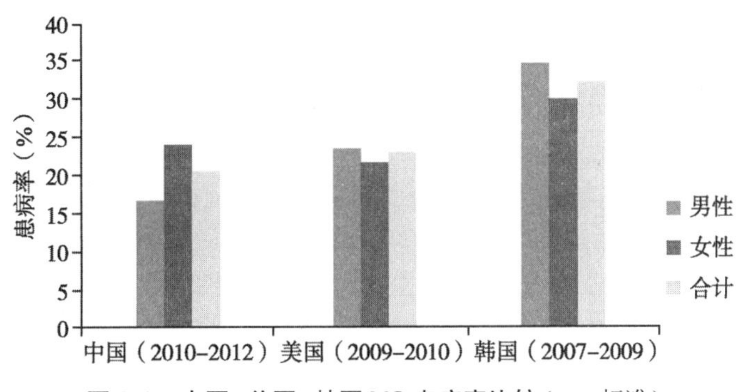

图 6-1　中国、美国、韩国 MS 患病率比较（IDF 标准）

2. 患病率地区分布特征　我国成年人 MS 的患病率，城市高于农村，以 CDS 标准诊断城市居民患病率为 20.8%，农村居民患病率为 16.6%；城市和农村分别约有 1.05 亿和 0.83 亿成年人患有 MS。

以 ATPⅢ标准，城市居民患病率为 16.9%，农村居民患病率为 13.6%；以 IDF 标准城市居民患病率为 22.8%，农村居民患病率为 18.2%。

我国北方地区居民 MS 患病率高于南方地区，以 CDS 标准分别为 22.4% 和 17.2%；北方城市人群 MS 患病率最高为 23.9%，北方农村与南方城市相近，分别为 20.5% 和 19.4%，南方农村人群患病率最低为 15.2%。

3. 患病率年龄分布特征　总体来看，随着年龄增长，女性人群 MS 患病率增长的幅度大于男性，按照 CDS 标准，男性在 45 岁达到最高值，之后呈下降趋势；女性在 65 岁以前均呈现随年龄增长患病率增加的趋势，且增加的幅度明显大于男性。55 岁以下人群 MS 患病率男性高于女性，而 55 岁及以上人群则是女性高于男性。

按照 CDS 标准，我国 18～44 岁人群 MS 患病率最低，为 12.9%，45～59 岁人群 MS 患病率为 25.2%，60～74 岁人群患病率最高为 29.4%，75 岁及以上人群患病率为 26.6%。

4. 患病率性别特征　按照 CDS 标准评判，男性人群 MS 患病率高于女性，而按照 ATPⅢ标准或 IDF 标准评判则为女性高于男性。以 CDS 标准，男性患病率为 21.7%，女性患病率为 15.6%；以 ATPⅢ标准，男性患病率为 13.4%，女性患病率为 17.4%；以 IDF 标准，男性患病率为 17.1%，女性患病率为 24.4%。以 ATPⅢ和 IDF 诊断标准诊断中国女性 MS 的患病率高于用 CDS 标准的结果，主要的原因来自于腹型肥胖指标的切点，IDF 标准中男性腰围的切点与 CDS 标准一致，但女性腰围低 5cm，因此诊断女性腹型肥胖的患病率较高。ATPⅢ标准中男性和女性腰围的切点都高于 CDS 标准，但男性的差距更大，因此男性诊断为腹型肥胖的患病率低的更多，因此造成采用 3 种不同诊断标准下男性和女性 MS 患病率趋势的差异。

（二）儿童青少年代谢综合征患病率

采用中国标准和 Cook 标准分析中国儿童青少年 MS 的流行情况，结果显示，我国 10～17 岁儿童青少年 MS 患病率分别为 2.4% 和 4.3%，两种方法得到的患病率差异具有统计学意义。按照中国标准预估，中国目前约有 337 万名 10～17 岁儿童青少年患有 MS，城市高于农村，分别为 2.8% 和 1.9%。男性高于女性，分别为 2.7% 和 2.0%。MS 各组分中低 HDL-C 率较高，其次是高血糖率、腹型肥胖率、高 TG 率和高血压率。与 2002 年相比，儿童青少年 MS 患病率增加了 5 倍，特别是高血压率、TG 升高率和腹型肥胖率增加幅度较大。

二、成人代谢综合征组分的特点

按照 CDS 标准诊断 MS 患者中有腹型肥胖的比例为 75.5%，高血糖的比例为 45.9%，高血压的比例为 75.2%，高 TG 血症的比例为 74.7%，低 HDL-C 血症的比例为 76.6%。

在 MS 各组分中，按照 CDS 标准我国成年人腹型肥胖率为 25.8%，高血糖率为 16.2%，高 TG 血症率为 23.7%，低 HDL-C 率为 32.6%，高血压率为 34.4%。城市人群各组分的患病率均高于农村人群。从不同年龄人群各组分的患病率来看，腹型肥胖率男性在 45～59 岁年龄组最高，女性在 60～74 岁组最高；高血糖率和高血压率均随着年龄的增加而升高。低 HDL-C 血症和高 TG 血症男女有所差别，男性人群随年龄增加患病率呈下降趋势，而女性在 75 岁以前随年龄增加患病率有上升的趋势。

三、成人代谢综合征的影响因素

MS 是基因和环境因素经过复杂的相互作用导致的一个慢性低度炎症的状态（图 6-2）。已有的研究结果显示，较低社会经济状况的人群心血管疾病的死亡率较高，较低的教育水平与心血管疾病的危险因素如吸烟、高血压、糖代谢异常、身体活动少以及超重有关。在女性人群的研究中发现，家庭收入低的人群 MS 的患病率高。另外有研究显示吸烟与 MS 相关。也有研究发现，适度饮酒可以降低冠心病发生的风险；身体活动不活跃可以增加冠心病和 2 型糖尿病的风险，增加身体活动可以促进肥胖人群减重和控制体重，并进一步改善肥胖相关危险因素，如减少内脏肥胖组织、提高胰岛素敏感性、增加高密度脂蛋白胆固醇水平和减少甘油三酯水平等的状况。

本研究结果显示，MS 与家庭经济收入水平有一定的相关性，城市和农村地区居民的趋势有所不同，城市居民人均年收入在 25 000 元以下时，随着收入水平的增加 MS 患病率呈上升的趋势，年人均收入达到一个较高的水平（25 000 元）以后，MS 患病率有所下降。而农村居民在低收入水平时的 MS 患病率也较高，随着收入的增加 MS 患病率有所下降，在中等收入水平时 MS 患病率最低，之后随着收入水平的增加 MS 患病率有所上升，也就是说经济收入较低或者较高的人群，MS 的患病率较高。

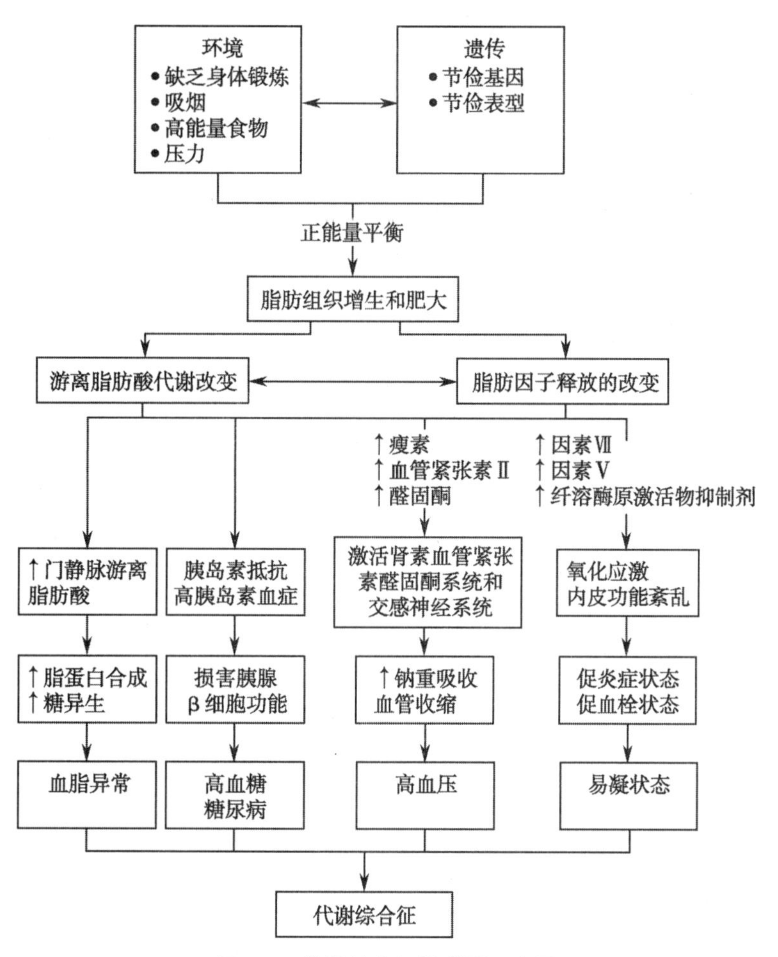

图 6-2　代谢综合征的成因示意图

来源于：Jaspinder Kaur，A Comprehensive Review on Metabolic Syndrome. Cardiology Research and Practice，Volume 2014，Article ID 943162，21 pages. http://dx.doi.org/10.1155/2014/943162

膳食因素与 MS 患病率的相关性研究结果显示，较高的蔬菜水果摄入量、适量的畜禽肉类食物以及适量的饮酒与较低的 MS 患病率有关，过高的钠摄入量是 MS，特别是血压升高的危险因素。

以每日闲暇静坐时间作为身体活动指标分析身体活动水平与 MS 患病率的关系结果显示，在城市人群中，随着闲暇静坐时间的增加，人群 MS 的患病率呈上升的趋势。而在农村人群中没有显著性相关，可能对于从事农业劳动的人群，闲暇静坐时间不是反映身体活动的敏感指标，从事农业劳动的强度和时间更能反映身体活动水平，需要进一步研究能够反映从事农业劳动的人群的身体活动指标。

四、防治建议

MS 防治最主要是识别高危因素、防止肥胖、控制血压、纠正血脂和血糖异常。

1．高危因素

（1）遗传因素：有肥胖、高血压、血脂紊乱、MS、2 型糖尿病和 CVD 家族史者。

（2）饮食及行为因素：高糖、高脂肪、高胆固醇等高能量食物摄入过多；过量饮酒、高盐膳食等不健康饮食行为及静态活动时间过长、运动时间过少等。

2. 防治建议 以控制体重为基本理念，以行为矫正为关键，以生活方式干预包括饮食调整和运动健康教育为主要手段。

（1）饮食处方：饮食中要保持食物的多样性，注意荤素兼顾，粗细搭配，保证鱼、肉、奶、豆类和蔬菜的摄入。一日三餐，两餐间隔 4～5 小时。按照提供的能量占全天总能量的比例，早餐占 30%，午餐占 40%，晚餐占 30%。在控制总能量摄入的同时，要保证蛋白质、维生素、矿物质的充足供应。适宜吃和少吃的食物分别如下：

1）适宜吃的食物：新鲜蔬菜和水果、鱼、虾、蛋、奶、牛肉、禽类、豆腐、豆浆、喝白开水。

2）少吃的食物：含氢化植物油的各种糕点、糖果、蜜饯、巧克力、冷饮、甜点心、膨化食品、西式快餐、肥肉、黄油、油炸食品、各种含糖饮料。

（2）运动处方：减少静态活动的时间，保持长期有规律的运动，坚持每天锻炼至少 30min，最好达到每天 60min 的中等强度运动。分散的运动时间可以累加，但每次不少于 15min；运动时间和运动量可循序渐进，逐渐增加。

附　录

附录1 18岁及以上人群各年龄组代谢综合征患病率(粗率)(ATPⅢ标准)

	大城市						中小城市						普通农村						贫困农村					
	男性			女性			男性			女性			男性			女性			男性			女性		
	调查人数	检出例数	患病率	调查人数	检出例数	患病率	调查人数	检出例数	患病率	调查人数	检出例数	患病率	调查人数	检出例数	患病率	调查人数	检出例数	患病率	调查人数	检出例数	患病率	调查人数	检出例数	患病率
18～	59	3	5.1	56	1	1.8	74	1	1.4	69	1	1.4	97	1	1.0	137	3	2.2	61	1	1.6	83	4	4.8
20～	253	16	6.3	394	11	2.8	339	26	7.7	440	18	4.1	445	25	5.6	536	18	3.4	301	16	5.3	429	15	3.5
25～	365	50	13.7	636	23	3.6	419	41	9.8	667	33	4.9	504	42	8.3	802	44	5.5	358	32	8.9	541	30	5.5
30～	486	62	12.8	811	47	5.8	589	88	14.9	978	64	6.5	674	86	12.8	1025	86	8.4	458	38	8.3	643	50	7.8
35～	642	91	14.2	1007	79	7.8	906	137	15.1	1482	144	9.7	1006	129	12.8	1396	141	10.1	683	61	8.9	952	74	7.8
40～	661	138	20.9	1117	146	13.1	1184	216	18.2	1856	261	14.1	1669	259	15.5	2288	345	15.1	911	114	12.5	1287	147	11.4
45～	869	219	25.2	1405	300	21.4	1459	306	21.0	2331	468	20.1	2002	323	16.1	2790	601	21.5	1010	125	12.4	1386	251	18.1
50～	1114	284	25.5	1794	489	27.3	1340	289	21.6	1931	532	27.6	1583	269	17.0	1996	579	29.0	742	82	11.1	905	226	25.0
55～	1331	352	26.4	2083	691	33.2	1715	355	20.7	2458	806	32.8	2158	336	15.6	2639	859	32.6	944	114	12.1	1198	357	29.8
60～	1254	317	25.3	1678	726	43.3	1505	317	21.1	1807	718	39.7	1875	280	14.9	2125	771	36.3	801	94	11.7	952	287	30.1
65～	892	247	27.7	1189	538	45.2	1138	229	20.1	1370	554	40.4	1254	217	17.3	1342	536	39.9	683	89	13.0	677	205	30.3
70～	765	230	30.1	965	486	50.4	925	164	17.7	901	386	42.8	908	131	14.4	809	264	32.6	429	40	9.3	449	127	28.3
75～	737	197	26.7	862	413	47.9	784	126	16.1	766	282	36.8	790	94	11.9	797	256	32.1	349	34	9.7	361	89	24.7

附录2 18岁及以上人群各年龄组代谢综合征患病率(粗率)(IDF标准)

	大城市						中小城市						普通农村						贫困农村					
	男性			女性			男性			女性			男性			女性			男性			女性		
	调查人数	检出例数	患病率	调查人数	检出例数	患病率	调查人数	检出例数	患病率	调查人数	检出例数	患病率	调查人数	检出例数	患病率	调查人数	检出例数	患病率	调查人数	检出例数	患病率	调查人数	检出例数	患病率
18～	59	4	6.8	56	2	3.6	74	3	4.1	69	6	8.7	97	3	3.1	137	7	5.1	61	2	3.3	83	3	3.6
20～	253	28	11.1	394	23	5.8	339	40	11.8	440	32	7.3	445	39	8.8	536	29	5.4	301	18	6.0	429	32	7.5
25～	365	69	18.9	636	45	7.1	419	72	17.2	667	53	7.9	504	57	11.3	802	82	10.2	358	41	11.5	541	51	9.4
30～	486	100	20.6	811	92	11.3	589	136	23.1	978	120	12.3	674	109	16.2	1025	129	12.6	458	45	9.8	643	86	13.4
35～	642	135	21.0	1007	144	14.3	906	217	24.0	1482	263	17.7	1006	178	17.7	1396	233	16.7	683	78	11.4	952	140	14.7
40～	661	164	24.8	1117	216	19.3	1184	266	22.5	1856	435	23.4	1669	326	19.5	2288	560	24.5	911	130	14.3	1287	257	20.0
45～	869	279	32.1	1405	429	30.5	1459	378	25.9	2331	723	31.0	2002	374	18.7	2790	853	30.6	1010	153	15.1	1386	383	27.6
50～	1114	334	30.0	1794	653	36.4	1340	332	24.8	1931	710	36.8	1583	296	18.7	1996	799	40.0	742	100	13.5	905	289	31.9
55～	1331	394	29.6	2083	882	42.3	1715	414	24.1	2458	1051	42.8	2158	344	15.9	2639	1064	40.3	944	118	12.5	1198	437	36.5
60～	1254	371	29.6	1678	896	53.4	1505	338	22.5	1807	896	49.6	1875	301	16.1	2125	908	42.7	801	90	11.2	952	343	36.0
65～	892	295	33.1	1189	622	52.3	1138	243	21.4	1370	646	47.2	1254	199	15.9	1342	614	45.8	683	93	13.6	677	228	33.7
70～	765	244	31.9	965	543	56.3	925	204	22.1	901	452	50.2	908	134	14.8	809	315	38.9	429	41	9.6	449	144	32.1
75～	737	217	29.4	862	468	54.3	784	159	20.3	766	332	43.3	790	100	12.7	797	307	38.5	349	36	10.3	361	96	26.6

附录3　18岁及以上人群各年龄组代谢综合征患病率（粗率）（CDS标准）

	大城市						中小城市						普通农村						贫困农村					
	男性			女性			男性			女性			男性			女性			男性			女性		
	调查人数	检出例数	患病率	调查人数	检出例数	患病率	调查人数	检出例数	患病率	调查人数	检出例数	患病率	调查人数	检出例数	患病率	调查人数	检出例数	患病率	调查人数	检出例数	患病率	调查人数	检出例数	患病率
18～	59	4	6.8	56	1	1.8	74	4	5.4	69	3	4.3	97	7	7.2	137	2	1.5	61	3	4.9	83	4	4.8
20～	253	35	13.8	394	12	3.0	339	45	13.3	440	16	3.6	445	52	11.7	536	17	3.2	301	29	9.6	429	18	4.2
25～	365	80	21.9	636	24	3.8	419	80	19.1	667	29	4.3	504	72	14.3	802	44	5.5	358	54	15.1	541	29	5.4
30～	486	115	23.7	811	43	5.3	589	157	26.7	978	60	6.1	674	131	19.4	1025	75	7.3	458	56	12.2	643	45	7.0
35～	642	162	25.2	1007	72	7.1	906	253	27.9	1482	133	9.0	1006	215	21.4	1396	129	9.2	683	110	16.1	952	79	8.3
40～	661	216	32.7	1117	136	12.2	1184	332	28.0	1856	242	13.0	1669	399	23.9	2288	336	14.7	911	173	19.0	1287	146	11.3
45～	869	336	38.7	1405	272	19.4	1459	468	32.1	2331	423	18.1	2002	491	24.5	2790	550	19.7	1010	207	20.5	1386	243	17.5
50～	1114	421	37.8	1794	422	23.5	1340	410	30.6	1931	460	23.8	1583	389	24.6	1996	533	26.7	742	139	18.7	905	214	23.6
55～	1331	507	38.1	2083	612	29.4	1715	522	30.4	2458	717	29.2	2158	506	23.4	2639	785	29.7	944	174	18.4	1198	313	26.1
60～	1254	486	38.8	1678	661	39.4	1505	458	30.4	1807	637	35.3	1875	423	22.6	2125	713	33.6	801	144	18.0	952	235	24.7
65～	892	378	42.4	1189	475	39.9	1138	342	30.1	1370	492	35.9	1254	307	24.5	1342	471	35.1	683	134	19.6	677	189	27.9
70～	765	322	42.1	965	440	45.6	925	263	28.4	901	351	39.0	908	202	22.2	809	240	29.7	429	69	16.1	449	108	24.1
75～	737	299	40.6	862	381	44.2	784	199	25.4	766	253	33.0	790	153	19.4	797	239	30.0	349	61	17.5	361	76	21.1

附录4 18岁及以上人群各年龄组代谢综合征患病标化率（ATPⅢ标准）

	城市						农村						合计					
	男性			女性			男性			女性			男性			女性		
	调查人数	检出例数	标化患病率（%）	调查人数	检出例数	标化患病率（%）	调查人数	检出例数	标化患病率（%）	调查人数	检出例数	标化患病率（%）	调查人数	检出例数	标化患病率（%）	调查人数	检出例数	标化患病率（%）
18～	133	4	4.7（0.0～13.1）	125	2	1.3（0.0～3.9）	158	2	0.3（0.0～0.7）	220	7	3.7（1.2～6.2）	258	6	2.3（0.0～6.1）	378	9	2.6（0.8～4.4）
20～	592	42	9.3（5.5～13.0）	834	29	4.2（2.1～6.2）	746	41	5.4（3.4～7.4）	965	33	3.1（1.8～4.4）	1426	83	7.1（5.1～9.1）	1711	62	3.5（2.4～4.7）
25～	784	91	7.8（5.5～10.1）	1303	56	4.1（2.6～5.6）	862	74	7.3（5.2～9.3）	1343	74	5.3（3.8～6.8）	2087	165	7.5（6.0～9.1）	2205	130	4.7（3.6～5.8）
30～	1075	150	14.0（11.0～17.1）	1789	111	6.9（5.0～8.7）	1132	124	11.2（8.8～13.5）	1668	136	8.1（6.4～9.7）	2864	274	12.6（10.7～14.5）	2800	247	7.5（6.2～8.7）
35～	1548	228	13.9（11.3～16.6）	2489	223	9.6（7.8～11.4）	1689	190	12.0（10.0～14.0）	2348	215	9.0（7.6～10.3）	4037	418	12.9（11.3～14.6）	4037	438	9.3（8.1～10.4）
40～	1845	354	16.9（14.5～19.3）	2973	407	12.8（11.1～14.5）	2580	373	14.5（12.7～16.3）	3575	492	14.5（12.9～16.2）	4818	727	15.7（14.2～17.2）	6155	899	13.7（12.5～14.9）
45～	2328	525	19.8（17.7～22.0）	3736	768	19.4（17.7～21.2）	3012	448	14.9（13.3～16.6）	4176	852	21.8（20.0～23.5）	6064	973	17.5（16.1～18.9）	7188	1620	20.5（19.3～21.8）

续表

	城市						农村						合计					
	男性			女性			男性			女性			男性			女性		
	调查人数	检出例数	标化患病率（%）	调查人数	检出例数	标化患病率（%）	调查人数	检出例数	标化患病率（%）	调查人数	检出例数	标化患病率（%）	调查人数	检出例数	标化患病率（%）	调查人数	检出例数	标化患病率（%）
50～	2454	573	20.5（18.2～22.8）	3725	1021	26.8（24.6～28.9）	2325	351	14.9（13.0～16.9）	2901	805	27.5（25.3～29.6）	6179	924	18.1（16.5～19.6）	5226	1826	27.1（25.5～28.6）
55～	3046	707	21.0（19.0～23.1）	4541	1497	33.7（31.6～35.7）	3102	450	14.2（12.6～15.9）	3837	1216	30.4（28.4～32.4）	7587	1157	18.0（16.6～19.3）	6939	2713	32.2（30.8～33.6）
60～	2759	634	20.5（18.4～22.7）	3485	1444	40.4（37.9～42.9）	2676	374	13.6（11.8～15.5）	3077	1058	36.2（33.5～38.8）	6244	1008	17.2（15.8～18.6）	5753	2502	38.4（36.6～40.2）
65～	2030	476	20.3（17.8～22.9）	2559	1092	40.5（37.6～43.3）	1937	306	16.0（13.7～18.3）	2019	741	35.1（32.0～38.2）	4589	782	18.2（16.5～19.9）	3956	1833	37.9（35.7～40.0）
70～	1690	394	18.3（15.8～20.7）	1866	872	42.5（39.1～46.0）	1337	171	12.9（10.3～15.5）	1258	391	30.9（26.9～34.9）	3556	565	15.6（13.9～17.4）	2595	1263	37.0（34.4～39.6）
75～	1521	323	17.4（14.8～20.0）	1628	695	39.2（35.4～43.0）	1139	128	11.8（9.1～14.6）	1158	345	27.4（24.1～30.7）	3149	451	14.7（12.9～16.6）	2297	1040	33.6（31.0～36.1）

附录5　18岁及以上人群各年龄组代谢综合征患病标化率（IDF标准）

	城市						农村						合计					
	男性			女性			男性			女性			男性			女性		
	调查人数	检出例数	标化患病率（%）	调查人数	检出例数	标化患病率（%）	调查人数	检出例数	标化患病率（%）	调查人数	检出例数	标化患病率（%）	调查人数	检出例数	标化患病率（%）	调查人数	检出例数	标化患病率（%）
18～	133	7	4.3（0.0～8.7）	125	8	11.9（1.9～22.0）	158	5	1.5（0.0～3.4）	220	10	3.7（0.9～6.5）	258	12	2.7（0.5～5.0）	378	18	7.4（2.6～12.2）
20～	592	68	12.3（8.3～16.4）	834	55	7.2（4.7～9.7）	746	57	8.8（6.1～11.5）	965	61	7.0（4.9～9.1）	1426	125	10.4（8.0～12.7）	1711	116	7.1（5.5～8.7）
25～	784	141	15.1（11.5～18.7）	1303	98	6.7（4.7～8.7）	862	98	10.6（8.0～13.1）	1343	133	10.4（8.3～12.5）	2087	239	12.8（10.6～15.0）	2205	231	8.5（7.1～9.9）
30～	1075	236	23.7（19.7～27.7）	1789	212	12.0（9.7～14.3）	1132	154	13.7（11.2～16.2）	1668	215	13.4（11.4～15.5）	2864	390	18.6（16.3～21.0）	2800	427	12.7（11.2～14.3）
35～	1548	352	22.0（18.8～25.2）	2489	407	17.2（14.9～19.6）	1689	256	15.6（13.4～17.8）	2348	373	15.7（13.9～17.5）	4037	608	18.7（16.8～20.6）	4037	780	16.5（15.0～17.9）
40～	1845	430	21.0（18.4～23.5）	2973	651	22.2（19.9～24.4）	2580	456	18.3（16.4～20.2）	3575	817	23.3（21.4～25.1）	4818	886	19.6（18.0～21.2）	6155	1468	22.7（21.3～24.2）

续表

	城市						农村						合计					
	男性			女性			男性			女性			男性			女性		
	调查人数	检出例数	标化患病率（%）	调查人数	检出例数	标化患病率（%）	调查人数	检出例数	标化患病率（%）	调查人数	检出例数	标化患病率（%）	调查人数	检出例数	标化患病率（%）	调查人数	检出例数	标化患病率（%）
45～	2328	657	25.4（22.9～27.8）	3736	1152	30.4（28.3～32.5）	3012	527	19.4（17.4～21.4）	4176	1236	30.9（29.0～32.8）	6064	1184	22.5（20.9～24.1）	7188	2388	30.6（29.2～32.1）
50～	2454	666	24.0（21.5～26.5）	3725	1363	35.6（33.3～37.9）	2325	396	17.0（14.9～19.1）	2901	1088	37.8（35.3～40.2）	6179	1062	21.0（19.3～22.6）	5226	2451	36.5（34.9～38.2）
55～	3046	808	24.2（22.1～26.3）	4541	1933	42.9（40.7～45.0）	3102	462	14.7（13.1～16.4）	3837	1501	39.4（37.3～41.4）	7587	1270	19.9（18.5～21.3）	6939	3434	41.3（39.8～42.8）
60～	2759	709	21.8（19.7～24.0）	3485	1792	49.7（47.2～52.2）	2676	391	15.2（13.0～17.3）	3077	1251	41.8（39.1～44.5）	6244	1100	18.6（17.1～20.1）	5753	3043	45.9（44.1～47.8）
65～	2030	538	21.0（18.5～23.5）	2559	1268	48.2（45.3～51.1）	1937	292	15.2（13.0～17.4）	2019	842	41.8（38.5～45.1）	4589	830	18.1（16.4～19.7）	3956	2110	45.1（42.9～47.3）
70～	1690	448	21.4（18.8～24.1）	1866	995	49.4（46.0～52.8）	1337	175	13.2（11.0～15.4）	1258	459	38.7（34.6～42.8）	3556	623	17.4（15.7～19.1）	2595	1454	44.3（41.6～46.9）
75～	1521	376	21.6（18.7～24.5）	1628	800	43.5（39.7～47.2）	1139	136	12.5（9.8～15.2）	1158	403	32.6（29.5～35.6）	3149	512	17.3（15.3～19.3）	2297	1203	38.2（35.8～40.7）

附录6 18岁及以上人群各年龄组代谢综合征患病标化率(CDS标准)

	城市						农村						合计					
	男性			女性			男性			女性			男性			女性		
	调查人数	检出例数	标化患病率(%)	调查人数	检出例数	标化患病率(%)	调查人数	检出例数	标化患病率(%)	调查人数	检出例数	标化患病率(%)	调查人数	检出例数	标化患病率(%)	调查人数	检出例数	标化患病率(%)
18～	133	8	8.5(0.0～18.0)	125	4	4.5(0.7～8.4)	158	10	3.6(0.1～7.1)	220	6	3.2(1.1～5.3)	258	18	5.8(1.1～10.5)	378	10	3.8(1.8～5.9)
20～	592	80	14.9(10.6～19.2)	834	28	3.4(1.6～5.2)	746	81	10.6(7.9～13.3)	965	35	3.3(1.9～4.7)	1426	161	12.5(10.1～14.9)	1711	63	3.3(2.2～4.4)
25～	784	160	17.5(13.7～21.4)	1303	53	4.2(2.5～5.9)	862	126	13.6(10.8～16.4)	1343	73	5.1(3.6～6.6)	2087	286	15.6(13.2～17.9)	2205	126	4.6(3.5～5.8)
30～	1075	272	27.1(22.8～31.3)	1789	103	5.7(4.0～7.4)	1132	187	16.4(13.7～19.1)	1668	120	6.7(5.3～8.1)	2864	459	21.6(19.1～24.1)	2800	223	6.2(5.1～7.3)
35～	1548	415	25.8(22.4～29.1)	2489	205	8.3(6.8～9.9)	1689	325	20.2(17.7～22.6)	2348	208	8.7(7.3～10.0)	4037	740	22.9(20.8～24.9)	4037	413	8.5(7.5～9.6)
40～	1845	548	26.3(23.5～29.0)	2973	378	12.0(10.3～13.7)	2580	572	22.9(20.8～25.0)	3575	482	14.1(12.4～15.7)	4818	1120	24.6(22.8～26.3)	6155	860	13.0(11.8～14.2)

续表

	城市						农村						合计					
	男性			女性			男性			女性			男性			女性		
	调查人数	检出例数	标化患病率（%）	调查人数	检出例数	标化患病率（%）	调查人数	检出例数	标化患病率（%）	调查人数	检出例数	标化患病率（%）	调查人数	检出例数	标化患病率（%）	调查人数	检出例数	标化患病率（%）
45～	2328	804	31.3（28.7～33.9）	3736	695	17.6（15.9～19.3）	3012	698	24.3（22.2～26.4）	4176	793	19.4（17.8～21.0）	6064	1502	28.0（26.3～29.7）	7188	1488	18.4（17.3～19.6）
50～	2454	831	30.0（27.3～32.6）	3725	882	22.1（20.1～24.0）	2325	528	22.7（20.3～25.1）	2901	747	25.7（23.4～28.0）	6179	1359	26.8（25.0～28.6）	5226	1629	23.6（22.1～25.1）
55～	3046	1029	30.4（28.1～32.7）	4541	1329	29.0（27.0～30.9）	3102	680	21.5（19.6～23.4）	3837	1098	27.2（25.3～29.1）	7587	1709	26.4（24.8～27.9）	6939	2427	28.2（26.8～29.5）
60～	2759	944	29.9（27.4～32.4）	3485	1298	34.1（31.7～36.4）	2676	567	21.2（18.9～23.5）	3077	948	32.2（29.6～34.8）	6244	1511	25.7（24.0～27.4）	5753	2246	33.2（31.4～34.9）
65～	2030	720	29.5（26.6～32.4）	2559	967	35.1（32.3～37.8）	1937	441	22.1（19.7～24.6）	2019	660	32.8（29.6～36.1）	4589	1161	25.8（23.9～27.7）	3956	1627	34.0（31.9～36.1）
70～	1690	585	27.8（24.9～30.8）	1866	791	38.3（35.0～41.7）	1337	271	20.3（17.3～23.3）	1258	348	28.5（24.6～32.4）	3556	856	24.2（22.1～26.3）	2595	1139	33.6（31.1～36.1）
75～	1521	498	27.4（24.2～30.6）	1628	634	33.8（30.3～37.4）	1139	214	18.7（15.6～21.8）	1158	315	24.3（21.1～27.5）	3149	712	23.3（21.0～25.5）	2297	949	29.3（26.9～31.7）

附录7 各监测点18岁及以上成年人代谢综合征患病率(CDS标准)

		合计				男性				女性			
		例数	检出人数	检出率	标化率(%)	例数	检出人数	检出率	标化率(%)	例数	检出人数	检出率	标化率(%)
110102	北京西城区	440	186	42.3	41.9(36.4～47.3)	161	78	48.4	50.5(41.1～59.8)	279	108	38.7	34.5(28.7～40.3)
110103	北京崇文区	740	254	34.3	32.0(28.1～35.9)	305	126	41.3	37.9(31.5～44.3)	435	128	29.4	25.7(21.4～30.0)
110116	北京怀柔区	821	249	30.3	27.4(23.6～31.2)	375	129	34.4	34.0(27.9～40.2)	446	120	26.9	19.5(15.7～23.3)
110229	北京延庆县	802	216	26.9	24.0(20.1～28.0)	357	86	24.1	24.0(17.8～30.3)	445	130	29.2	24.0(19.1～29.0)
120103	天津河西区	752	276	36.7	33.4(29.4～37.4)	293	134	45.7	41.4(34.8～48.0)	459	142	30.9	25.0(20.9～29.1)
120113	天津北辰区	843	297	35.2	29.9(25.8～34.1)	363	159	43.8	42.3(35.3～49.3)	480	138	28.8	17.8(14.3～21.3)
120223	天津静海县	826	258	31.2	30.0(25.6～34.4)	387	120	31.0	33.7(26.9～40.5)	439	138	31.4	25.4(20.5～30.3)
130105	河北石家庄市新华区	888	203	22.9	19.5(16.4～22.6)	386	118	30.6	25.8(20.7～30.9)	502	85	16.9	11.7(8.9～14.5)
130121	河北石家庄市井陉县	936	316	33.8	28.6(24.7～32.5)	400	128	32.0	31.9(25.5～38.2)	536	188	35.1	25.2(20.8～29.5)
130283	河北唐山市迁安市	912	248	27.2	22.4(19.0～25.8)	414	114	27.5	25.0(19.8～30.2)	498	134	26.9	19.3(15.3～23.3)
130322	河北秦皇岛市昌黎县	832	282	33.9	29.2(25.4～33.0)	366	132	36.1	34.3(28.1～40.4)	466	150	32.2	24.2(19.9～28.5)
130402	河北邯郸市邯山区	712	199	27.9	22.3(18.7～25.8)	286	101	35.3	31.7(25.0～38.4)	426	98	23.0	14.6(11.3～17.9)
130426	河北邯郸市涉县	690	184	26.7	20.7(17.2～24.3)	290	77	26.6	22.8(17.0～28.7)	400	107	26.8	18.8(14.5～23.1)
131123	河北衡水市武强县	849	311	36.6	34.6(30.3～38.9)	392	159	40.6	39.2(32.9～45.4)	457	152	33.3	29.3(23.3～35.3)
140106	山西太原市迎泽区	523	165	31.5	23.7(18.4～29.0)	167	65	38.9	23.7(14.7～32.7)	356	100	28.1	23.7(17.2～30.2)
140423	山西长治市襄垣县	614	197	32.1	26.7(22.3～31.0)	275	67	24.4	23.1(16.3～29.8)	339	130	38.3	30.4(24.9～35.9)
140702	山西晋中市榆次区	831	293	35.3	29.6(25.4～33.7)	373	152	40.8	35:2(28.5～41.9)	458	141	30.8	22.7(18.5～26.8)
140930	山西忻州市河曲县	148	46	31.1	28.7(19.9～37.5)	55	16	29.1	29.3(13.8～44.9)	93	30	32.3	28.2(17.8～38.5)
141030	山西临汾市大宁县	736	223	30.3	25.7(22.0～29.4)	326	92	28.2	24.7(19.4～30.0)	410	131	32.0	26.8(21.5～32.0)
150102	内蒙古呼和浩特市新城区	404	134	33.2	30.2(24.9～35.5)	158	58	36.7	36.8(27.7～45.9)	246	76	30.9	23.8(18.3～29.3)
150205	内蒙古包头市石拐区	775	237	30.6	25.6(21.9～29.4)	353	106	30.0	29.5(23.5～35.4)	422	131	31.0	21.4(17.3～25.5)

续表

		合计				男性				女性			
		例数	检出人数	检出率	标化率（%）	例数	检出人数	检出率	标化率（%）	例数	检出人数	检出率	标化率（%）
150430	内蒙古赤峰市敖汉旗	115	26	22.6	19.4（11.3～27.5）	60	9	15.0	18.0（6.3～29.7）	55	17	30.9	21.5（10.7～32.4）
150524	内蒙古通辽市库伦旗	706	102	14.4	10.7（8.3～13.0）	318	48	15.1	11.6（8.0～15.2）	388	54	13.9	9.6（6.8～12.4）
150821	内蒙古巴彦淖尔市五原县	941	207	22.0	18.7（15.4～22.1）	471	110	23.4	23.2（17.9～28.5）	470	97	20.6	13.0（9.7～16.3）
210103	辽宁沈阳市沈河区	400	104	26.0	22.8（17.9～27.6）	150	52	34.7	31.4（22.6～40.3）	250	52	20.8	14.5（10.2～18.7）
210202	辽宁大连市中山区	710	271	38.2	34.9（30.8～39.1）	245	110	44.9	44.2（36.7～51.7）	465	161	34.6	28.0（23.7～32.4）
210421	辽宁抚顺市抚顺县	873	188	21.5	19.4（15.8～23.0）	402	81	20.1	21.1（15.2～27.0）	471	107	22.7	17.5（13.8～21.2）
210624	辽宁丹东市宽甸满族自治县	626	198	31.6	27.6（23.1～32.0）	269	86	32.0	29.3（22.3～36.4）	357	112	31.4	25.5（20.4～30.7）
210904	辽宁阜新市太平区	670	238	35.5	32.7（27.8～37.5）	253	99	39.1	33.8（26.6～41.1）	417	139	33.3	31.6（24.9～38.2）
220104	吉林长春市朝阳区	982	299	30.4	28.4（25.0～31.7）	435	148	34.0	32.5（27.3～37.7）	547	151	27.6	23.2（19.5～26.8）
220203	吉林吉林市龙潭区	961	269	28.0	25.7（22.0～29.3）	373	114	30.6	31.8（25.2～38.3）	588	155	26.4	20.3（16.8～23.8）
220421	吉林辽源市东丰县	858	240	28.0	22.7（19.3～26.1）	357	89	24.9	22.4（17.0～27.8）	501	151	30.1	22.9（18.7～27.1）
230104	黑龙江哈尔滨市道外区	872	309	35.4	34.1（30.4～37.8）	362	159	43.9	42.7（36.8～48.6）	510	150	29.4	23.8（20.0～27.5）
230129	黑龙江哈尔滨市延寿县	350	81	23.1	24.0（18.5～29.6）	142	46	32.4	32.1（22.5～41.6）	208	35	16.8	16.5（10.6～22.5）
231084	黑龙江牡丹江市宁安市	838	182	21.7	18.9（15.5～22.2）	375	84	22.4	22.9（17.4～28.4）	463	98	21.2	14.5（11.2～17.7）
231124	黑龙江黑河市孙吴县	848	236	27.8	22.9（19.3～26.4）	427	121	28.3	25.0（19.8～30.3）	421	115	27.3	19.9（15.6～24.1）
310105	上海长宁区	758	237	31.3	26.7（23.0～30.3）	343	128	37.3	33.0（27.2～38.8）	415	109	26.3	18.8（15.1～22.5）
310109	上海虹口区	571	135	23.6	21.1（17.2～25.0）	231	70	30.3	26.9（20.2～33.5）	340	65	19.1	15.0（11.2～18.8）
310118	上海青浦区	166	45	27.1	23.1（14.0～32.2）	35	15	42.9	44.7（18.9～70.5）	131	30	22.9	16.8（8.4～25.2）
310230	上海崇明县	329	103	31.3	25.7（20.3～31.2）	114	40	35.1	25.7（15.7～35.7）	215	63	29.3	25.8（19.6～32.0）
320104	江苏南京市秦淮区	698	251	36.0	30.2（26.3～34.0）	299	135	45.2	37.9（31.6～44.3）	399	116	29.1	21.5（17.6～25.5）

续表

		合计				男性				女性			
		例数	检出人数	检出率	标化率(%)	例数	检出人数	检出率	标化率(%)	例数	检出人数	检出率	标化率(%)
320111	江苏南京市浦口区	852	240	28.2	24.0(20.3～27.7)	404	133	32.9	27.8(22.1～33.5)	448	107	23.9	19.0(14.9～23.0)
320124	江苏南京市溧水县	852	226	26.5	21.8(18.2～25.3)	394	95	24.1	24.8(18.9～30.6)	458	131	28.6	18.5(14.9～22.1)
320684	江苏南通市海门市	816	188	23.0	21.4(17.9～24.8)	342	98	28.7	30.2(24.0～36.5)	474	90	19.0	13.6(10.6～16.7)
320829	江苏淮安市洪泽县	588	130	22.1	20.0(16.2～23.8)	270	58	21.5	19.0(13.5～24.5)	318	72	22.6	21.1(15.9～26.3)
321203	江苏泰州市高港区	856	199	23.2	22.5(18.8～26.2)	376	102	27.1	28.0(21.9～34.1)	480	97	20.2	16.3(12.5～20.0)
330104	浙江杭州市江干区	800	275	34.4	29.4(25.3～33.6)	361	147	40.7	36.0(29.4～42.5)	439	128	29.2	20.8(16.8～24.9)
330204	浙江宁波市江东区	783	266	34.0	27.0(23.5～30.6)	335	123	36.7	29.5(23.9～35.2)	448	143	31.9	24.4(20.2～28.5)
330483	浙江嘉兴市桐乡市	1021	303	29.7	22.4(19.0～25.9)	495	158	31.9	26.6(21.2～32.1)	526	145	27.6	16.5(13.4～19.7)
330523	浙江湖州市安吉县	741	144	19.4	14.8(12.0～17.7)	345	73	21.2	19.0(14.3～23.7)	396	71	17.9	10.4(7.7～13.2)
330703	浙江金华市金东区	743	176	23.7	21.7(17.5～25.8)	352	84	23.9	24.0(17.5～30.5)	391	92	23.5	18.7(14.3～23.2)
331124	浙江丽水市松阳县	766	102	13.3	9.9(7.7～12.2)	363	39	10.7	9.2(5.9～12.5)	403	63	15.6	10.8(7.9～13.7)
340102	安徽合肥市瑶海区	816	200	24.5	23.0(19.5～26.6)	342	110	32.2	31.7(25.8～37.7)	474	90	19.0	13.3(10.4～16.1)
340802	安徽安庆市迎江区	864	150	17.4	15.6(12.6～18.5)	318	53	16.7	17.2(11.8～22.7)	546	97	17.8	14.4(11.2～17.5)
340822	安徽安庆市怀宁县	736	132	17.9	16.0(12.2～19.7)	319	64	20.1	20.3(13.7～26.9)	417	68	16.3	11.8(8.3～15.2)
341622	安徽亳州市蒙城县	898	174	19.4	14.4(11.4～17.4)	409	74	18.1	16.2(11.3～21.1)	489	100	20.4	12.4(9.3～15.5)
341623	安徽亳州市利辛县	878	177	20.2	14.6(12.1～17.2)	394	74	18.8	14.0(10.0～18.0)	484	103	21.3	15.3(12.2～18.5)
350104	福建福州市仓山区	937	206	22.0	19.8(16.3～23.3)	387	105	27.1	26.0(20.0～32.1)	550	101	18.4	13.4(10.3～16.4)
350124	福建福州市闽清县	733	231	31.5	23.6(19.8～27.4)	313	107	34.2	30.2(23.6～36.9)	420	124	29.5	17.7(13.9～21.4)
350181	福建福州市福清市	506	95	18.8	14.0(10.6～17.4)	207	45	21.7	18.0(11.8～24.1)	299	50	16.7	10.3(7.2～13.5)
350203	福建厦门市思明区	572	114	19.9	17.7(14.2～21.3)	199	55	27.6	23.9(17.3～30.4)	373	59	15.8	12.4(9.0～15.8)
350627	福建漳州市南靖县	887	177	20.0	16.5(13.4～19.5)	429	104	24.2	20.1(15.6～24.7)	458	73	15.9	11.9(8.1～15.6)
360102	江西南昌市东湖区	813	260	32.0	30.1(26.5～33.7)	295	100	33.9	34.0(27.7～40.4)	518	160	30.9	26.6(22.7～30.6)
360924	江西宜春市宜丰县	821	157	19.1	18.0(14.5～21.4)	392	83	21.2	22.5(16.9～28.2)	429	74	17.2	12.6(9.6～15.7)
360982	江西宜春市樟树市	812	103	12.7	10.7(8.4～13.0)	359	42	11.7	10.9(7.3～14.5)	453	61	13.5	10.6(7.8～13.4)

续表

		合计				男性				女性			
		例数	检出人数	检出率	标化率(%)	例数	检出人数	检出率	标化率(%)	例数	检出人数	检出率	标化率(%)
361030	江西抚州市广昌县	712	59	8.3	6.6(4.8～8.5)	349	31	8.9	8.1(5.1～11.1)	363	28	7.7	5.0(3.0～7.0)
361129	江西上饶市万年县	725	108	14.9	12.4(9.5～15.3)	331	50	15.1	14.0(9.2～18.8)	394	58	14.7	10.7(7.7～13.6)
370102	山东济南市历下区	679	152	22.4	17.2(14.2～20.1)	292	79	27.1	20.3(15.6～25.0)	387	73	18.9	13.2(10.0～16.4)
370203	山东青岛市北区	461	152	33.0	27.9(23.2～32.6)	174	72	41.4	33.0(25.1～40.9)	287	80	27.9	23.2(17.7～28.6)
370522	山东东营市利津县	749	148	19.8	20.4(16.5～24.2)	347	85	24.5	26.8(20.5～33.0)	402	63	15.7	13.2(9.4～16.9)
370786	山东潍坊市昌邑市	613	208	33.9	26.8(22.8～30.9)	252	79	31.3	24.9(18.7～31.1)	361	129	35.7	28.8(23.7～33.9)
370831	山东济宁市泗水县	818	164	20.0	15.9(12.9～18.9)	375	76	20.3	18.8(13.7～23.9)	443	88	19.9	12.8(9.8～15.7)
370921	山东泰安市宁阳县	734	135	18.4	16.3(12.9～19.7)	308	61	19.8	20.8(14.4～27.1)	426	74	17.4	12.6(9.4～15.8)
371202	山东莱芜市莱城区	839	167	19.9	20.2(16.4～24.1)	389	91	23.4	26.0(19.8～32.2)	450	76	16.9	13.2(9.8～16.7)
410105	河南郑州市金水区	558	227	40.7	38.5(33.7～43.4)	198	109	55.1	49.5(40.9～58.2)	360	118	32.8	28.2(23.5～32.9)
410224	河南开封市开封县	760	241	31.7	24.5(20.6～28.5)	291	105	36.1	30.0(22.7～37.3)	469	136	29.0	20.0(16.1～23.8)
410303	河南洛阳市西工区	594	251	42.3	37.0(31.9～42.1)	254	130	51.2	45.1(36.0～54.2)	340	121	35.6	29.1(23.7～34.5)
410306	河南洛阳市吉利区	751	247	32.9	26.2(22.2～30.2)	326	137	42.0	31.3(24.9～37.7)	425	110	25.9	18.8(15.1～22.6)
410421	河南平顶山市宝丰县	694	256	36.9	31.7(27.3～36.1)	309	95	30.7	32.7(25.7～39.7)	385	161	41.8	30.7(25.4～35.9)
410927	河南濮阳市台前县	799	245	30.7	24.5(21.0～28.1)	350	104	29.7	25.9(20.0～31.8)	449	141	31.4	23.1(19.1～27.0)
411425	河南商丘市虞城县	637	151	23.7	20.6(16.7～24.5)	258	63	24.4	22.0(15.6～28.4)	379	88	23.2	19.3(14.6～23.9)
411623	河南周口市商水县	534	139	26.0	17.2(13.8～20.7)	213	51	23.9	17.9(12.0～23.9)	321	88	27.4	16.7(12.7～20.7)
420103	湖北武汉市江汉区	841	271	32.2	29.0(25.5～32.5)	370	132	35.7	32.8(27.3～38.3)	471	139	29.5	24.4(20.4～28.4)
420116	湖北武汉市黄陂区	499	86	17.2	12.6(9.6～15.6)	192	34	17.7	16.3(10.4～22.1)	307	52	16.9	10.5(7.3～13.7)
420325	湖北十堰市房县	630	97	15.4	11.9(9.1～14.6)	261	35	13.4	10.9(6.8～15.0)	369	62	16.8	12.7(9.0～16.5)
420525	湖北宜昌市远安县	818	195	23.8	23.7(20.1～27.3)	369	87	23.6	25.7(20.0～31.4)	449	108	24.1	21.6(17.3～25.8)
420703	湖北鄂州市华容区	591	115	19.5	18.0(14.2～21.9)	249	46	18.5	18.4(12.6～24.1)	342	69	20.2	17.7(12.5～22.8)
420923	湖北孝感市云梦县	808	245	30.3	23.2(19.9～26.6)	267	75	28.1	22.2(16.2～28.2)	541	170	31.4	23.9(20.0～27.9)
430103	湖南长沙市天心区	788	226	28.7	26.7(23.0～30.4)	338	129	38.2	33.8(28.0～39.5)	450	97	21.6	18.1(13.8～22.5)

续表

		合计				男性				女性			
		例数	检出人数	检出率	标化率(%)	例数	检出人数	检出率	标化率(%)	例数	检出人数	检出率	标化率(%)
430223	湖南株洲市攸县	916	201	21.9	18.1(14.7～21.4)	416	82	19.7	17.4(12.1～22.7)	500	119	23.8	18.9(15.0～22.7)
430611	湖南岳阳市君山区	808	218	27.0	22.0(18.4～25.6)	371	115	31.0	24.3(18.8～29.7)	437	103	23.6	18.8(14.9～22.8)
430702	湖南常德市武陵区	900	219	24.3	21.7(18.0～25.4)	368	94	25.5	25.5(19.6～31.5)	532	125	23.5	17.9(13.6～22.3)
431229	湖南怀化市靖州苗族侗族自治县	894	151	16.9	15.1(12.0～18.1)	429	86	20.0	18.5(13.7～23.3)	465	65	14.0	11.0(7.5～14.4)
433125	湖南湘西土家族苗族自治州保靖县	865	104	12.0	11.2(8.6～13.9)	412	48	11.7	12.8(8.5～17.2)	453	56	12.4	9.3(6.6～11.9)
440106	广东广州市天河区	574	121	21.1	11.8(8.2～15.5)	224	55	24.6	15.4(8.9～21.9)	350	66	18.9	8.1(5.0～11.2)
440303	广东深圳市罗湖区	736	106	14.4	12.6(9.9～15.3)	287	65	22.6	19.1(14.2～24.0)	449	41	9.1	6.2(4.1～8.3)
440404	广东珠海市金湾区	447	99	22.1	17.0(12.2～21.9)	171	53	31.0	25.1(15.9～34.3)	276	46	16.7	9.8(6.0～13.5)
440604	广东佛山市禅城区	809	176	21.8	17.8(14.2～21.3)	337	95	28.2	23.8(17.6～30.0)	472	81	17.2	11.5(8.4～14.7)
441202	广东肇庆市端州区	938	239	25.5	18.8(15.9～21.7)	351	108	30.8	23.9(18.5～29.4)	587	131	22.3	14.3(11.6～17.1)
441322	广东惠州市博罗县	942	193	20.5	15.8(13.2～18.5)	427	105	24.6	18.8(14.6～23.0)	515	88	17.1	12.2(9.3～15.1)
441721	广东阳江市阳西县	695	113	16.3	11.2(8.5～13.9)	283	36	12.7	8.4(4.8～12.0)	412	77	18.7	14.1(10.1～18.1)
450102	广西南宁市兴宁区	561	152	27.1	21.9(14.3～29.5)	200	63	31.5	16.0(3.7～28.3)	361	89	24.7	26.2(17.1～35.3)
450126	广西南宁市宾阳县	880	129	14.7	9.9(7.5～12.2)	390	69	17.7	11.1(7.5～14.6)	490	60	12.2	8.3(5.6～11.0)
450325	广西桂林市兴安县	982	215	21.9	16.6(13.9～19.3)	469	105	22.4	17.8(13.7～21.9)	513	110	21.4	15.0(11.7～18.3)
450502	广西北海市海城区	573	91	15.9	13.0(9.0～16.9)	201	42	20.9	14.7(9.2～20.2)	372	49	13.2	11.5(5.9～17.2)
451027	广西百色市凌云县	571	50	8.8	8.8(6.1～11.6)	236	32	13.6	13.7(8.5～18.8)	335	18	5.4	4.3(2.2～6.4)
460105	海南海口市秀英区	640	72	11.3	7.2(4.7～9.7)	265	34	12.8	8.0(3.9～12.2)	375	38	10.1	6.2(3.5～8.9)
469021	海南定安县	727	96	13.2	11.8(8.8～14.9)	309	47	15.2	14.9(9.4～20.4)	418	49	11.7	9.0(6.2～11.8)
469030	海南琼中黎苗族自治县	107	12	11.2	9.2(0.1～18.4)	46	4	8.7	5.5(0.0～14.1)	61	8	13.1	13.7(0.0～30.1)
500108	重庆南岸区	716	182	25.4	21.9(18.6～25.3)	286	80	28.0	24.7(19.2～30.2)	430	102	23.7	19.1(15.3～22.8)

续表

		合计				男性				女性			
		例数	检出人数	检出率	标化率（%）	例数	检出人数	检出率	标化率（%）	例数	检出人数	检出率	标化率（%）
500116	重庆江津区	818	137	16.7	13.5（10.7～16.3）	361	58	16.1	15.2（10.4～20.0）	457	79	17.3	11.8（8.9～14.7）
500222	重庆綦江县	766	136	17.8	15.3（12.4～18.2）	325	61	18.8	17.7（12.7～22.8）	441	75	17.0	13.2（10.0～16.5）
500236	重庆奉节县	692	90	13.0	12.3（9.3～15.3）	331	38	11.5	12.5（7.9～17.2）	361	52	14.4	12.1（8.4～15.8）
510106	四川成都市金牛区	708	153	21.6	16.3（13.5～19.2）	251	68	27.1	19.3（14.2～24.3）	457	85	18.6	13.9（10.8～17.0）
510821	四川广元市旺苍县	768	147	19.1	16.6（13.2～19.9）	344	56	16.3	14.7（9.8～19.7）	424	91	21.5	18.6（14.2～23.0）
511028	四川内江市隆昌县	356	59	16.6	15.0（10.5～19.4）	126	23	18.3	13.5（6.3～20.7）	230	36	15.7	16.1（10.7～21.5）
511102	四川乐山市市中区	699	171	24.5	17.4（13.9～20.9）	312	91	29.2	19.5（13.9～25.0）	387	80	20.7	15.1（11.0～19.2）
511681	四川广安市华蓥市	710	144	20.3	14.1（11.3～17.0）	310	61	19.7	13.0（8.8～17.2）	400	83	20.8	15.5（11.8～19.3）
511821	四川雅安市名山县	785	128	16.3	12.7（9.8～15.6）	333	60	18.0	14.0（9.6～18.5）	452	68	15.0	11.5（7.6～15.3）
513228	四川阿坝藏族羌族自治州黑水县	45	8	17.8	25.4（7.1～43.7）	16	3	18.8	21.5（0.0～47.4）	29	5	17.2	27.2（2.3～52.2）
520103	贵州贵阳市云岩区	834	144	17.3	16.4（13.3～19.4）	355	70	19.7	21.0（16.0～26.0）	479	74	15.4	11.1（8.2～14.0）
520113	贵州贵阳市白云区	584	124	21.2	17.2（13.4～21.0）	238	64	26.9	24.9（18.0～31.9）	346	60	17.3	9.8（7.1～12.5）
522227	贵州德江县	394	38	9.6	11.8（6.4～17.1）	172	24	14.0	14.7（6.5～22.9）	222	14	6.3	8.2（2.0～14.3）
522423	贵州毕节地区黔西县	611	75	12.3	9.1（6.4～11.7）	251	27	10.8	8.4（4.8～11.9）	360	48	13.3	9.7（5.7～13.7）
522624	贵州黔东南苗族侗族自治州三穗县	650	63	9.7	8.0（5.5～10.5）	308	28	9.1	8.1（4.5～11.7）	342	35	10.2	7.9（4.6～11.2）
530103	云南昆明市盘龙区	799	213	26.7	25.7（22.2～29.1）	332	117	35.2	33.4（27.7～39.1）	467	96	20.6	17.0（13.5～20.5）
530724	云南丽江市宁蒗彝族自治县	674	37	5.5	5.2（2.6～7.7）	261	15	5.7	4.6（1.9～7.3）	413	22	5.3	5.6（1.5～9.8）
530827	云南普洱市孟连傣族拉祜族佤族自治县	684	49	7.2	4.7（3.3～6.2）	305	19	6.2	4.4（2.2～6.5）	379	30	7.9	5.1（3.2～7.1）
532501	云南红河哈尼族彝族自治州个旧市	558	122	21.9	16.0（12.5～19.5）	181	42	23.2	18.9（12.1～25.7）	377	80	21.2	14.0（10.4～17.5）

续表

		合计				男性				女性			
		例数	检出人数	检出率	标化率（%）	例数	检出人数	检出率	标化率（%）	例数	检出人数	检出率	标化率（%）
532527	云南红河哈尼族彝族自治州泸西县	754	119	15.8	12.1（9.6～14.6）	318	39	12.3	10.9（7.0～14.8）	436	80	18.3	13.4（10.3～16.5）
540102	西藏拉萨市城关区	399	66	16.5	14.2（9.9～18.5）	120	30	25.0	19.0（10.7～27.3）	279	36	12.9	10.0（6.2～13.8）
542627	西藏林芝地区朗县	487	16	3.3	2.1（0.7～3.5）	228	8	3.5	2.4（0.3～4.4）	259	8	3.1	1.8（0.2～3.4）
610102	陕西西安市新城区	685	214	31.2	28.7（24.7～32.8）	264	92	34.8	31.6（24.9～38.4）	421	122	29.0	25.7（21.4～30.0）
610424	陕西咸阳市乾县	968	165	17.0	12.9（10.4～15.3）	438	73	16.7	14.4（10.4～18.5）	530	92	17.4	11.2（8.6～13.8）
610582	陕西渭南市华阴市	742	190	25.6	16.5（13.1～19.9）	296	93	31.4	21.4（15.4～27.5）	446	97	21.7	12.1（8.8～15.4）
610624	陕西延安市安塞县	788	136	17.3	12.9（10.2～15.5）	380	60	15.8	12.8（8.8～16.7）	408	76	18.6	13.0（9.6～16.4）
610924	陕西安康市紫阳县	637	81	12.7	10.4（7.7～13.2）	277	38	13.7	12.7（8.0～17.4）	360	43	11.9	8.2（5.4～11.1）
620105	甘肃兰州市安宁区	614	302	49.2	43.5（38.7～48.3）	225	134	59.6	52.3（44.3～60.2）	389	168	43.2	35.7（30.2～41.3）
620503	甘肃天水市麦积区	886	185	20.9	14.9（12.0～17.8）	361	95	26.3	19.6（14.3～24.9）	525	90	17.1	10.5（7.8～13.3）
621121	甘肃定西市通渭县	679	58	8.5	7.0（4.9～9.0）	294	16	5.4	5.5（2.4～8.7）	385	42	10.9	8.4（5.7～11.0）
621221	甘肃陇南市成县	717	132	18.4	15.7（12.1～19.2）	313	54	17.3	17.5（11.6～23.5）	404	78	19.3	13.7（10.1～17.3）
622922	甘肃临夏回族自治州康乐县	631	93	14.7	10.7（8.1～13.2）	279	29	10.4	7.8（4.6～10.9）	352	44	12.5	8.1（5.1～11.0）
630104	青海西宁市城西区	644	234	36.3	25.1（20.7～29.5）	279	59	21.1	16.3（10.6～21.9）	365	116	31.8	18.4（14.0～22.9）
632322	青海黄南藏族自治州尖扎县	450	63	14.0	10.3（7.2～13.4）	201	13	6.5	3.9（1.4～6.4）	249	25	10.0	6.3（3.5～9.1）
632523	青海贵德县	774	127	16.4	11.2（8.2～14.2）	359	28	7.8	4.9（2.6～7.2）	415	58	14.0	7.7（5.2～10.2）
640381	宁夏吴忠市青铜峡市	392	77	19.6	12.4（8.7～16.0）	140	21	15.0	8.9（3.2～14.7）	252	42	16.7	8.5（5.5～11.5）
640522	宁夏中卫市海原县	732	162	22.1	17.0（13.6～20.4）	267	30	11.2	8.8（5.0～12.5）	465	90	19.4	11.1（8.5～13.7）
650103	新疆乌鲁木齐市沙依巴克区	412	152	36.9	33.5（28.0～39.0）	178	53	29.8	26.7（19.2～34.2）	234	77	32.9	26.0（20.4～31.6）
653022	新疆克孜勒苏柯尔克孜自治州阿克陶县	222	40	18.0	10.3（6.5～14.1）	88	9	10.2	4.5（1.1～7.8）	134	20	14.9	8.9（4.3～13.6）

附录8 各监测点18岁及以上成年人代谢综合征患病率（ATPⅢ标准）

		合计				男性				女性			
		例数	检出人数	检出率	标化率（%）	例数	检出人数	检出率	标化率（%）	例数	检出人数	检出率	标化率（%）
110102	北京西城区	440	169	38.4	35.3（30.2～40.4）	161	50	31.1	32.1（23.3～40.8）	279	119	42.7	38.1（32.1～44.0）
110103	北京崇文区	740	240	32.4	28.1（24.5～31.8）	305	83	27.2	25.2（19.6～30.9）	435	157	36.1	31.2（26.6～35.9）
110116	北京怀柔区	821	223	27.2	22.0（18.8～25.3）	375	81	21.6	20.7（15.8～25.6）	446	142	31.8	23.6（19.4～27.8）
110229	北京延庆县	802	192	23.9	20.2（16.7～23.7）	357	56	15.7	15.1（10.4～19.8）	445	136	30.6	25.3（20.3～30.3）
120103	天津河西区	752	256	34.0	28.7（25.0～32.4）	293	93	31.7	27.6（21.8～33.4）	459	163	35.5	29.8（25.3～34.3）
120113	天津北辰区	843	263	31.2	25.0（21.2～28.9）	363	106	29.2	29.6（23.1～36.1）	480	157	32.7	20.6（16.6～24.5）
120223	天津静海县	826	245	29.7	25.1（21.2～28.9）	387	71	18.3	20.2（14.6～25.7）	439	174	39.6	31.2（25.9～36.5）
130105	河北石家庄市新华区	888	149	16.8	12.5（10.1～14.9）	386	60	15.5	12.6（8.9～16.3）	502	89	17.7	12.3（9.5～15.2）
130121	河北石家庄市井陉县	936	256	27.4	20.6（17.3～23.8）	400	74	18.5	17.1（12.3～21.9）	536	182	34.0	24.3（20.0～28.6）
130283	河北唐山市迁安市	912	249	27.3	19.6（16.6～22.6）	414	85	20.5	16.9（12.6～21.1）	498	164	32.9	22.9（18.6～27.1）
130322	河北秦皇岛市昌黎县	832	269	32.3	25.9（22.4～29.4）	366	90	24.6	22.3（17.1～27.5）	466	179	38.4	29.4（24.6～34.1）
130402	河北邯郸市邯山区	712	152	21.3	14.3（11.7～17.0）	286	52	18.2	13.9（9.6～18.3）	426	100	23.5	14.6（11.4～17.9）
130426	河北邯郸市涉县	690	165	23.9	17.1（13.9～20.2）	290	50	17.2	13.7（9.2～18.2）	400	115	28.8	20.1（15.7～24.5）
131123	河北衡水市武强县	849	272	32.0	29.4（25.2～33.5）	392	96	24.5	25.8（20.2～31.5）	457	176	38.5	33.5（27.5～39.6）
140106	山西太原市迎泽区	523	161	30.8	23.5（18.1～28.9）	167	44	26.3	17.2（9.4～25.1）	356	117	32.9	28.1（21.2～35.1）
140423	山西长治市襄垣县	614	172	28.0	23.1（19.0～27.3）	275	48	17.5	17.3（10.9～23.6）	339	124	36.6	29.3（23.9～34.7）
140702	山西晋中市榆次区	831	251	30.2	22.9（19.3～26.5）	373	94	25.2	21.0（15.7～26.4）	458	157	34.3	25.2（20.8～29.6）
140930	山西忻州市河曲县	148	40	27.0	23.2（15.6～30.9）	55	13	23.6	20.4（8.3～32.6）	93	27	29.0	25.4（15.5～35.4）
141030	山西临汾市大宁县	736	183	24.9	19.7（16.4～23.1）	326	61	18.7	15.6（11.4～19.8）	410	122	29.8	24.3（19.2～29.4）
150102	内蒙古呼和浩特市新城区	404	116	28.7	25.5（20.6～30.5）	158	32	20.3	22.3（14.3～30.4）	246	84	34.1	28.6（22.6～34.7）
150205	内蒙古包头市石拐区	775	199	25.7	19.5（16.4～22.7）	353	67	19.0	18.3（13.5～23.1）	422	132	31.3	20.9（16.9～24.9）

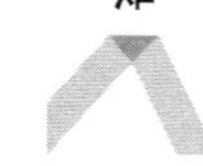

续表

		合计				男性				女性			
		例数	检出人数	检出率	标化率（%）	例数	检出人数	检出率	标化率（%）	例数	检出人数	检出率	标化率（%）
150430	内蒙古赤峰市敖汉旗	115	25	21.7	15.5（8.8～22.2）	60	4	6.7	8.0（0.0～16.1）	55	21	38.2	26.7（14.6～38.7）
150524	内蒙古通辽市库伦旗	706	91	12.9	9.4（7.2～11.6）	318	29	9.1	7.4（4.5～10.3）	388	62	16.0	11.7（8.4～15.0）
150821	内蒙古巴彦淖尔市五原县	941	175	18.6	12.8（10.5～15.1）	471	61	13.0	11.6（8.3～14.9）	470	114	24.3	14.4（11.3～17.5）
210103	辽宁沈阳市沈河区	400	96	24.0	19.0（14.7～23.4）	150	33	22.0	20.2（12.8～27.7）	250	63	25.2	17.9（13.2～22.6）
210202	辽宁大连市中山区	710	251	35.4	30.6（26.7～34.6）	245	76	31.0	30.5（23.5～37.5）	465	175	37.6	30.7（26.2～35.3）
210421	辽宁抚顺市抚顺县	873	175	20.0	16.8（13.8～19.9）	402	57	14.2	13.9（9.6～18.1）	471	118	25.1	20.1（15.7～24.5）
210624	辽宁丹东市宽甸满族自治县	626	188	30.0	24.7（20.6～28.8）	269	67	24.9	22.9（16.7～29.0）	357	121	33.9	26.8（21.6～32.0）
210904	辽宁阜新市太平区	670	215	32.1	25.6（21.7～29.5）	253	68	26.9	22.6（16.5～28.7）	417	147	35.3	28.3（23.3～33.4）
220104	吉林长春市朝阳区	982	268	27.3	22.4（19.5～25.3）	435	92	21.1	18.8（14.7～22.9）	547	176	32.2	26.9（23.0～30.8）
220203	吉林吉林市龙潭区	961	246	25.6	19.9（17.0～22.8）	373	71	19.0	16.1（11.6～20.6）	588	175	29.8	23.3（19.5～27.0）
220421	吉林辽源市东丰县	858	226	26.3	20.8（17.5～24.0）	357	64	17.9	16.7（11.8～21.6）	501	162	32.3	24.6（20.2～28.9）
230104	黑龙江哈尔滨市道外区	872	279	32.0	28.2（24.8～31.6）	362	113	31.2	29.7（24.4～35.0）	510	166	32.5	26.4（22.5～30.3）
230129	黑龙江哈尔滨市延寿县	350	83	23.7	23.4（17.9～28.9）	142	41	28.9	29.7（20.3～39.1）	208	42	20.2	17.6（11.7～23.5）
231084	黑龙江牡丹江市宁安市	838	175	20.9	15.5（12.7～18.4）	375	53	14.1	13.5（9.1～17.9）	463	122	26.3	17.8（14.2～21.3）
231124	黑龙江黑河市孙吴县	848	188	22.2	16.6（13.6～19.5）	427	79	18.5	15.4（11.1～19.6）	421	109	25.9	18.2（14.2～22.2）
310105	上海长宁区	758	196	25.9	20.3（17.1～23.4）	343	84	24.5	21.0（16.2～25.8）	415	112	27.0	19.3（15.6～23.1）
310109	上海虹口区	571	120	21.0	17.7（14.2～21.2）	231	46	19.9	18.6（12.9～24.3）	340	74	21.8	16.8（12.9～20.8）
310118	上海青浦区	166	49	29.5	26.6（16.9～36.4）	35	13	37.1	42.1（16.2～67.9）	131	36	27.5	22.1（12.3～31.9）
310230	上海崇明县	329	100	30.4	25.2（19.7～30.6）	114	31	27.2	20.1（11.1～29.1）	215	69	32.1	28.7（22.2～35.2）
320104	江苏南京市秦淮区	698	217	31.1	24.0（20.6～27.3）	299	90	30.1	24.4（19.2～29.7）	399	127	31.8	23.4（19.3～27.5）

续表

		合计				男性				女性			
		例数	检出人数	检出率	标化率（%）	例数	检出人数	检出率	标化率（%）	例数	检出人数	检出率	标化率（%）
320111	江苏南京市浦口区	852	205	24.1	19.5（16.2～22.8）	404	91	22.5	19.1（14.2～24.1）	448	114	25.4	20.1（15.9～24.2）
320124	江苏南京市溧水县	852	208	24.4	18.1（15.1～21.1）	394	58	14.7	14.6（10.1～19.0）	458	150	32.8	21.9（17.9～25.8）
320684	江苏南通市海门市	816	159	19.5	17.1（13.9～20.2）	342	57	16.7	17.4（12.1～22.7）	474	102	21.5	16.8（13.1～20.4）
320829	江苏淮安市洪泽县	588	124	21.1	19.4（15.6～23.2）	270	43	15.9	15.0（9.9～20.1）	318	81	25.5	24.4（18.8～30.0）
321203	江苏泰州市高港区	856	189	22.1	20.0（16.5～23.5）	376	71	18.9	19.3（14.0～24.7）	480	118	24.6	20.7（16.5～25.0）
330104	浙江杭州市江干区	800	242	30.3	23.2（19.7～26.7）	361	101	28.0	22.8（17.5～28.0）	439	141	32.1	23.8（19.5～28.2）
330204	浙江宁波市江东区	783	243	31.0	24.1（20.8～27.4）	335	90	26.9	22.3（17.2～27.4）	448	153	34.2	26.0（21.7～30.3）
330483	浙江嘉兴市桐乡市	1021	256	25.1	16.6（13.8～19.4）	495	109	22.0	16.6（12.4～20.9）	526	147	27.9	16.5（13.4～19.6）
330523	浙江湖州市安吉县	741	124	16.7	12.1（9.6～14.6）	345	50	14.5	13.3（9.2～17.3）	396	74	18.7	10.9（8.1～13.7）
330703	浙江金华市金东区	743	150	20.2	16.7（13.4～20.0）	352	54	15.3	14.2（9.6～18.9）	391	96	24.6	19.8（15.2～24.4）
331124	浙江丽水市松阳县	766	89	11.6	7.4（5.7～9.1）	363	21	5.8	4.1（2.2～5.9）	403	68	16.9	11.4（8.5～14.4）
340102	安徽合肥市瑶海区	816	145	17.8	14.5（11.7～17.2）	342	53	15.5	15.4（10.9～19.9）	474	92	19.4	13.4（10.5～16.3）
340802	安徽安庆市迎江区	864	150	17.4	14.9（12.1～17.7）	318	35	11.0	11.9（7.1～16.7）	546	115	21.1	17.0（13.6～20.4）
340822	安徽安庆市怀宁县	736	117	15.9	13.3（10.1～16.6）	319	38	11.9	12.6（7.2～17.9）	417	79	18.9	14.1（10.3～17.9）
341622	安徽亳州市蒙城县	898	155	17.3	12.1（9.4～14.7）	409	51	12.5	10.8（6.9～14.8）	489	104	21.3	13.4（10.0～16.9）
341623	安徽亳州市利辛县	878	163	18.6	13.2（10.7～15.7）	394	47	11.9	9.6（6.0～13.1）	484	116	24.0	17.4（14.0～20.8）
350104	福建福州市仓山区	937	198	21.1	17.8（14.5～21.1）	387	75	19.4	19.4（13.7～25.1）	550	123	22.4	16.2（12.9～19.4）
350124	福建福州市闽清县	733	214	29.2	19.5（16.3～22.8）	313	77	24.6	20.6（15.1～26.1）	420	137	32.6	18.5（14.9～22.2）
350181	福建福州市福清市	506	92	18.2	11.3（8.6～14.0）	207	23	11.1	7.9（4.2～11.7）	299	69	23.1	14.5（10.7～18.3）
350203	福建厦门市思明区	572	110	19.2	15.6（12.3～18.9）	199	37	18.6	16.2（10.5～21.8）	373	73	19.6	15.1（11.5～18.8）
350627	福建漳州市南靖县	887	137	15.4	12.1（9.5～14.7）	429	67	15.6	12.7（9.1～16.4）	458	70	15.3	11.3（7.6～15.0）
360102	江西南昌市东湖区	813	231	28.4	24.6（21.4～27.9）	295	68	23.1	21.6（16.3～26.9）	518	163	31.5	27.3（23.3～31.3）
360924	江西宜春市宜丰县	821	158	19.2	15.8（13.0～18.6）	392	55	14.0	14.2（10.0～18.4）	429	103	24.0	17.7（14.1～21.3）
360982	江西宜春市樟树市	812	100	12.3	10.5（8.0～12.9）	359	29	8.1	7.7（4.6～10.7）	453	71	15.7	13.3（9.5～17.1）

续表

		合计				男性				女性			
		例数	检出人数	检出率	标化率(%)	例数	检出人数	检出率	标化率(%)	例数	检出人数	检出率	标化率(%)
361030	江西抚州市广昌县	712	54	7.6	5.8(4.2～7.5)	349	25	7.2	6.4(3.7～9.0)	363	29	8.0	5.3(3.2～7.3)
361129	江西上饶市万年县	725	103	14.2	11.5(8.8～14.3)	331	33	10.0	9.9(5.6～14.1)	394	70	17.8	13.4(10.0～16.7)
370102	山东济南市历下区	679	133	19.6	13.9(11.3～16.6)	292	51	17.5	13.7(9.7～17.7)	387	82	21.2	14.2(11.0～17.5)
370203	山东青岛市北区	461	158	34.3	27.3(22.8～31.9)	174	54	31.0	25.3(18.2～32.3)	287	104	36.2	29.3(23.5～35.0)
370522	山东东营市利津县	749	142	19.0	17.6(14.0～21.2)	347	57	16.4	18.2(12.5～23.9)	402	85	21.1	16.9(12.7～21.0)
370786	山东潍坊市昌邑市	613	180	29.4	20.8(17.5～24.2)	252	44	17.5	11.5(7.7～15.2)	361	136	37.7	30.3(25.1～35.5)
370831	山东济宁市泗水县	818	137	16.7	12.2(9.8～14.6)	375	38	10.1	9.5(6.1～12.9)	443	99	22.3	15.1(11.8～18.4)
370921	山东泰安市宁阳县	734	114	15.5	11.9(9.4～14.3)	308	35	11.4	10.2(6.3～14.1)	426	79	18.5	13.2(10.0～16.5)
371202	山东莱芜市莱城区	839	154	18.4	16.4(12.8～19.9)	389	52	13.4	16.0(10.3～21.6)	450	102	22.7	16.9(13.1～20.6)
410105	河南郑州市金水区	558	202	36.2	31.6(27.1～36.1)	198	73	36.9	32.5(24.7～40.3)	360	129	35.8	30.8(25.9～35.7)
410224	河南开封市开封县	760	213	28.0	19.7(16.3～23.2)	291	57	19.6	15.2(9.7～20.8)	469	156	33.3	23.5(19.1～27.9)
410303	河南洛阳市西工区	594	223	37.5	32.0(27.3～36.7)	254	95	37.4	32.4(24.7～40.1)	340	128	37.6	31.6(26.0～37.2)
410306	河南洛阳市吉利区	751	207	27.6	20.5(17.1～23.9)	326	97	29.8	21.0(15.8～26.2)	425	110	25.9	19.7(15.8～23.7)
410421	河南平顶山市宝丰县	694	232	33.4	25.7(21.9～29.5)	309	57	18.4	18.0(12.8～23.3)	385	175	45.5	33.6(28.1～39.0)
410927	河南濮阳市台前县	799	230	28.8	20.6(17.6～23.5)	350	66	18.9	14.7(10.7～18.7)	449	164	36.5	26.6(22.4～30.8)
411425	河南商丘市虞城县	637	136	21.4	15.9(12.8～19.1)	258	42	16.3	13.6(8.6～18.5)	379	94	24.8	18.1(14.2～22.0)
411623	河南周口市商水县	534	135	25.3	16.0(12.8～19.2)	213	36	16.9	12.6(7.7～17.5)	321	99	30.8	18.6(14.3～22.9)
420103	湖北武汉市江汉区	841	244	29.0	24.9(21.6～28.2)	370	87	23.5	22.7(17.7～27.7)	471	157	33.3	27.5(23.3～31.7)
420116	湖北武汉市黄陂区	499	92	18.4	12.9(9.9～15.8)	192	25	13.0	11.9(6.7～17.1)	307	67	21.8	13.4(9.8～17.0)
420325	湖北十堰市房县	630	90	14.3	10.8(8.2～13.5)	261	25	9.6	7.8(4.3～11.4)	369	65	17.6	13.5(9.5～17.4)
420525	湖北宜昌市远安县	818	153	18.7	16.3(13.5～19.0)	369	56	15.2	14.3(10.3～18.3)	449	97	21.6	18.3(14.5～22.2)
420703	湖北鄂州市华容区	591	83	14.0	11.0(8.2～13.8)	249	24	9.6	8.7(4.8～12.6)	342	59	17.3	13.4(9.4～17.5)
420923	湖北孝感市云梦县	808	229	28.3	21.0(17.9～24.2)	267	59	22.1	16.4(11.5～21.4)	541	170	31.4	24.0(20.0～28.0)
430103	湖南长沙市天心区	788	183	23.2	20.1(16.9～23.2)	338	82	24.3	22.3(17.3～27.4)	450	101	22.4	17.3(13.9～20.8)

续表

		合计				男性				女性			
		例数	检出人数	检出率	标化率(%)	例数	检出人数	检出率	标化率(%)	例数	检出人数	检出率	标化率(%)
430223	湖南株洲市攸县	916	184	20.1	14.4(11.9～17.0)	416	54	13.0	9.7(6.3～13.1)	500	130	26.0	20.0(16.1～23.9)
430611	湖南岳阳市君山区	808	199	24.6	18.7(15.6～21.7)	371	78	21.0	16.2(11.9～20.4)	437	121	27.7	22.1(17.9～26.4)
430702	湖南常德市武陵区	900	190	21.1	16.7(13.6～19.9)	368	60	16.3	14.7(10.2～19.3)	532	130	24.4	18.7(14.3～23.1)
431229	湖南怀化市靖州苗族侗族自治县	894	130	14.5	11.8(9.2～14.4)	429	61	14.2	12.9(8.9～17.0)	465	69	14.8	10.4(7.3～13.5)
433125	湖南湘西土家族苗族自治州保靖县	865	99	11.4	9.6(7.3～12.0)	412	33	8.0	8.7(5.1～12.3)	453	66	14.6	10.8(7.9～13.6)
440106	广东广州市天河区	574	102	17.8	11.2(7.5～14.9)	224	37	16.5	11.6(5.6～17.6)	350	65	18.6	10.8(6.5～15.1)
440303	广东深圳市罗湖区	736	82	11.1	8.5(6.3～10.6)	287	37	12.9	10.1(6.5～13.7)	449	45	10.0	6.8(4.6～9.0)
440404	广东珠海市金湾区	447	71	15.9	10.5(7.2～13.8)	171	30	17.5	12.2(6.4～18.1)	276	41	14.9	8.9(5.3～12.5)
440604	广东佛山市禅城区	809	172	21.3	16.1(12.8～19.4)	337	68	20.2	17.1(11.6～22.6)	472	104	22.0	15.1(11.4～18.7)
441202	广东肇庆市端州区	938	207	22.1	14.5(12.1～16.9)	351	72	20.5	14.5(10.4～18.7)	587	135	23.0	14.5(11.8～17.2)
441322	广东惠州市博罗县	942	162	17.2	12.8(10.4～15.2)	427	66	15.5	12.2(8.7～15.8)	515	96	18.6	13.6(10.5～16.6)
441721	广东阳江市阳西县	695	89	12.8	8.7(6.3～11.1)	283	20	7.1	5.2(2.2～8.3)	412	69	16.7	12.2(8.6～15.9)
450102	广西南宁市兴宁区	561	152	27.1	22.5(14.7～30.2)	200	47	23.5	14.9(2.7～27.1)	361	105	29.1	27.9(18.6～37.1)
450126	广西南宁市宾阳县	880	106	12.0	7.7(5.7～9.6)	390	50	12.8	7.5(4.6～10.3)	490	56	11.4	7.9(5.2～10.6)
450325	广西桂林市兴安县	982	200	20.4	13.6(11.3～15.9)	469	75	16.0	11.2(8.1～14.3)	513	125	24.4	16.5(13.1～20.0)
450502	广西北海市海城区	573	84	14.7	9.8(7.2～12.3)	201	27	13.4	9.4(5.0～13.8)	372	57	15.3	10.0(7.1～13.0)
451027	广西百色市凌云县	571	49	8.6	8.1(5.4～10.8)	236	22	9.3	8.3(4.4～12.2)	335	27	8.1	7.9(4.2～11.7)
460105	海南海口市秀英区	640	57	8.9	5.0(3.3～6.8)	265	17	6.4	3.9(1.6～6.2)	375	40	10.7	6.3(3.7～9.0)
469021	海南定安县	727	79	10.9	9.3(6.7～11.9)	309	31	10.0	10.1(5.5～14.7)	418	48	11.5	8.5(5.9～11.2)
469030	海南琼中黎苗族自治县	107	10	9.3	6.6(0.0～14.7)	46	3	6.5	1.5(0.0～3.5)	61	7	11.5	12.7(0.0～29.1)
500108	重庆南岸区	716	169	23.6	19.4(16.3～22.5)	286	54	18.9	16.4(11.8～21.0)	430	115	26.7	22.5(18.4～26.6)

续表

		合计				男性				女性			
		例数	检出人数	检出率	标化率(%)	例数	检出人数	检出率	标化率(%)	例数	检出人数	检出率	标化率(%)
500116	重庆江津区	818	132	16.1	12.0(9.4～14.6)	361	33	9.1	9.0(5.0～13.1)	457	99	21.7	15.0(11.8～18.3)
500222	重庆綦江县	766	131	17.1	13.8(11.1～16.5)	325	48	14.8	14.0(9.5～18.5)	441	83	18.8	13.6(10.4～16.8)
500236	重庆奉节县	692	80	11.6	10.5(7.8～13.3)	331	24	7.3	8.5(4.5～12.5)	361	56	15.5	12.9(9.2～16.7)
510106	四川成都市金牛区	708	147	20.8	15.2(12.5～17.8)	251	51	20.3	14.3(10.0～18.7)	457	96	21.0	15.9(12.6～19.1)
510821	四川广元市旺苍县	768	113	14.7	11.9(9.1～14.7)	344	24	7.0	7.5(3.6～11.4)	424	89	21.0	16.7(12.7～20.7)
511028	四川内江市隆昌县	356	60	16.9	13.3(9.3～17.2)	126	15	11.9	7.4(2.8～12.0)	230	45	19.6	17.6(12.3～22.8)
511102	四川乐山市市中区	699	146	20.9	13.3(10.4～16.2)	312	52	16.7	10.5(6.4～14.5)	387	94	24.3	16.6(12.5～20.7)
511681	四川广安市华蓥市	710	133	18.7	12.7(10.0～15.5)	310	43	13.9	9.6(5.9～13.3)	400	90	22.5	16.5(12.6～20.3)
511821	四川雅安市名山县	785	108	13.8	10.0(7.5～12.5)	333	32	9.6	5.9(3.5～8.2)	452	76	16.8	13.8(9.6～18.0)
513228	四川阿坝藏族羌族自治州黑水县	45	8	17.8	23.3(5.4～41.2)	16	0	0.0	0	29	8	27.6	34.6(9.4～59.7)
520103	贵州贵阳市云岩区	834	122	14.6	11.4(8.9～13.9)	355	43	12.1	10.9(7.1～14.7)	479	79	16.5	12.0(8.9～15.1)
520113	贵州贵阳市白云区	584	102	17.5	11.8(9.2～14.5)	238	41	17.2	13.3(8.7～17.9)	346	61	17.6	10.5(7.6～13.3)
522227	贵州德江县	394	33	8.4	8.3(4.6～11.9)	172	14	8.1	6.3(2.6～10.0)	222	19	8.6	10.7(4.1～17.3)
522423	贵州毕节地区黔西县	611	71	11.6	8.2(5.7～10.7)	251	21	8.4	5.6(2.9～8.2)	360	50	13.9	10.7(6.6～14.9)
522624	贵州黔东南苗族侗族自治州三穗县	650	63	9.7	7.0(4.8～9.3)	308	20	6.5	5.9(2.7～9.0)	342	43	12.6	8.5(5.5～11.6)
530103	云南昆明市盘龙区	799	185	23.2	18.7(15.8～21.7)	332	67	20.2	16.6(12.4～20.7)	467	118	25.3	21.2(17.0～25.4)
530724	云南丽江市宁蒗彝族自治县	674	32	4.7	3.3(2.0～4.6)	261	9	3.4	2.6(0.6～4.5)	413	23	5.6	4.0(2.2～5.7)
530827	云南普洱市孟连傣族拉祜族佤族自治县	684	39	5.7	3.5(2.3～4.7)	305	7	2.3	1.7(0.4～2.9)	379	32	8.4	5.6(3.5～7.7)
532501	云南红河哈尼族彝族自治州个旧市	558	126	22.6	15.2(12.0～18.3)	181	33	18.2	13.1(7.9～18.3)	377	93	24.7	16.6(12.8～20.5)

续表

		合计				男性				女性			
		例数	检出人数	检出率	标化率（%）	例数	检出人数	检出率	标化率（%）	例数	检出人数	检出率	标化率（%）
532527	云南红河哈尼族彝族自治州泸西县	754	108	14.3	9.9（7.7～12.0）	318	20	6.3	5.6（2.7～8.6）	436	88	20.2	14.3（11.2～17.4）
540102	西藏拉萨市城关区	399	67	16.8	11.8（8.3～15.2）	120	23	19.2	11.3（5.8～16.9）	279	44	15.8	12.1（7.9～16.3）
542627	西藏林芝地区朗县	487	20	4.1	2.6（1.1～4.0）	228	4	1.8	1.4（0.0～3.1）	259	16	6.2	4.2（1.7～6.7）
610102	陕西西安市新城区	685	207	30.2	26.0（22.1～29.8）	264	63	23.9	22.4（16.2～28.6）	421	144	34.2	29.7（25.2～34.3）
610424	陕西咸阳市乾县	968	155	16.0	11.1（8.9～13.2）	438	47	10.7	8.7（5.5～12.0）	530	108	20.4	13.6（10.7～16.5）
610582	陕西渭南市华阴市	742	181	24.4	14.3（11.3～17.3）	296	61	20.6	13.0（8.5～17.6）	446	120	26.9	15.4（11.4～19.4）
610624	陕西延安市安塞县	788	114	14.5	9.9（7.7～12.1）	380	34	8.9	7.3（4.4～10.2）	408	80	19.6	13.4（10.0～16.8）
610924	陕西安康市紫阳县	637	66	10.4	8.1（5.7～10.4）	277	23	8.3	7.8（4.0～11.6）	360	43	11.9	8.3（5.4～11.2）
620105	甘肃兰州市安宁区	614	231	37.6	31.9（27.5～36.2）	225	84	37.3	33.3（26.1～40.5）	389	147	37.8	30.6（25.5～35.7）
620503	甘肃天水市麦积区	886	173	19.5	13.2（10.6～15.8）	361	66	18.3	14.0（9.5～18.4）	525	107	20.4	12.5（9.6～15.3）
621121	甘肃定西市通渭县	679	53	7.8	6.1（4.2～8.0）	294	9	3.1	4.0（1.1～6.9）	385	44	11.4	8.2（5.7～10.7）
621221	甘肃陇南市成县	717	117	16.3	12.5（9.3～15.7）	313	33	10.5	11.1（5.8～16.3）	404	84	20.8	14.0（10.4～17.6）
622922	甘肃临夏回族自治州康乐县	631	79	12.5	7.9（5.8～10.0）	279	29	10.4	7.6（4.5～10.7）	352	50	14.2	8.2（5.3～11.0）
630104	青海西宁市城西区	644	198	30.7	20.6（16.6～24.5）	279	72	25.8	20.9（14.5～27.3）	365	126	34.5	20.3（15.6～24.9）
632322	青海黄南藏族自治州尖扎县	450	55	12.2	7.5（4.9～10.1）	201	19	9.5	7.0（3.0～10.9）	249	36	14.5	8.1（5.1～11.2）
632523	青海贵德县	774	113	14.6	9.3（6.5～12.1）	359	49	13.6	10.6（5.6～15.6）	415	64	15.4	8.0（5.5～10.4）
640381	宁夏吴忠市青铜峡市	392	62	15.8	9.4（6.2～12.6）	140	23	16.4	11.7（5.2～18.3）	252	39	15.5	7.6（4.9～10.3）
640522	宁夏中卫市海原县	732	141	19.3	12.8（10.0～15.5）	267	41	15.4	11.7（7.5～15.9）	465	100	21.5	13.5（9.9～17.2）
650103	新疆乌鲁木齐市沙依巴克区	412	152	36.9	32.0（26.6～37.4）	178	56	31.5	31.4（22.8～40.0）	234	96	41.0	32.7（26.6～38.9）
653022	新疆克孜勒苏柯尔克孜自治州阿克陶县	222	28	12.6	7.8（4.4～11.2）	88	10	11.4	7.3（2.1～12.5）	134	18	13.4	8.2（3.7～12.8）

附录9　各监测点18岁及以上成年人代谢综合征患病率(IDF标准)

		合计				男性				女性			
		例数	检出人数	检出率	标化率(%)	例数	检出人数	检出率	标化率(%)	例数	检出人数	检出率	标化率(%)
110102	北京西城区	440	212	48.2	45.4(39.9～50.9)	161	65	40.4	43.1(33.7～52.5)	279	147	52.7	47.4(41.1～53.7)
110103	北京崇文区	740	303	40.9	35.3(31.4～39.3)	305	110	36.1	32.2(26.2～38.2)	435	193	44.4	38.7(33.7～43.7)
110116	北京怀柔区	821	292	35.6	30.2(26.4～34.0)	375	111	29.6	29.3(23.6～35.1)	446	181	40.6	31.2(26.4～35.9)
110229	北京延庆县	802	268	33.4	28.7(24.8～32.6)	357	71	19.9	19.0(13.8～24.2)	445	197	44.3	38.3(32.7～43.9)
120103	天津河西区	752	334	44.4	37.5(33.5～41.5)	293	115	39.2	34.4(28.3～40.6)	459	219	47.7	40.8(35.6～45.9)
120113	天津北辰区	843	366	43.4	34.9(30.6～39.2)	363	154	42.4	41.3(34.4～48.3)	480	212	44.2	28.6(23.9～33.3)
120223	天津静海县	826	320	38.7	33.9(29.4～38.3)	387	111	28.7	31.3(24.7～38.0)	439	209	47.6	37.0(31.4～42.7)
130105	河北石家庄市新华区	888	249	28.0	23.1(19.9～26.4)	386	106	27.5	24.9(19.8～30.0)	502	143	28.5	21.0(17.2～24.8)
130121	河北石家庄市井陉县	936	343	36.6	30.4(26.4～34.4)	400	101	25.3	27.7(21.5～33.9)	536	242	45.1	33.3(28.3～38.3)
130283	河北唐山市迁安市	912	300	32.9	25.5(22.1～29.0)	414	100	24.2	22.6(17.5～27.6)	498	200	40.2	29.0(24.2～33.8)
130322	河北秦皇岛市昌黎县	832	335	40.3	35.2(31.0～39.3)	366	110	30.1	30.4(24.3～36.5)	466	225	48.3	39.9(34.3～45.5)
130402	河北邯郸市邯山区	712	256	36.0	28.2(24.2～32.2)	286	97	33.9	32.1(25.2～38.9)	426	159	37.3	25.0(20.4～29.6)
130426	河北邯郸市涉县	690	208	30.1	22.7(19.0～26.4)	290	57	19.7	17.9(12.5～23.3)	400	151	37.8	27.1(22.0～32.2)
131123	河北衡水市武强县	849	337	39.7	35.2(30.9～39.5)	392	138	35.2	32.7(26.8～38.7)	457	199	43.5	38.1(31.9～44.2)
140106	山西太原市迎泽区	523	197	37.7	30.1(24.1～36.2)	167	48	28.7	18.7(10.9～26.6)	356	149	41.9	38.6(30.8～46.4)
140423	山西长治市襄垣县	614	175	28.5	24.2(19.9～28.4)	275	35	12.7	14.5(8.4～20.7)	339	140	41.3	34.2(28.2～40.2)
140702	山西晋中市榆次区	831	323	38.9	30.3(26.2～34.3)	373	130	34.9	29.4(23.2～35.6)	458	193	42.1	31.3(26.4～36.2)
140930	山西忻州市河曲县	148	43	29.1	25.1(16.7～33.4)	55	9	16.4	19.9(5.4～34.3)	93	34	36.6	29.1(19.0～39.2)
141030	山西临汾市大宁县	736	201	27.3	23.9(20.2～27.6)	326	66	20.2	19.6(14.7～24.5)	410	135	32.9	28.7(23.2～34.1)
150102	内蒙古呼和浩特市新城区	404	144	35.6	31.3(26.1～36.6)	158	46	29.1	29.5(21.0～38.1)	246	98	39.8	33.1(26.8～39.4)
150205	内蒙古包头市石拐区	775	291	37.5	30.4(26.5～34.3)	353	106	30.0	29.2(23.3～35.1)	422	185	43.8	31.7(26.6～36.8)

续表

		合计				男性				女性			
		例数	检出人数	检出率	标化率(%)	例数	检出人数	检出率	标化率(%)	例数	检出人数	检出率	标化率(%)
150430	内蒙古赤峰市敖汉旗	115	34	29.6	24.8(15.9～33.6)	60	11	18.3	19.7(7.7～31.6)	55	23	41.8	32.5(18.7～46.2)
150524	内蒙古通辽市库伦旗	706	140	19.8	14.7(12.0～17.5)	318	33	10.4	8.2(5.1～11.2)	388	107	27.6	22.0(17.4～26.6)
150821	内蒙古巴彦淖尔市五原县	941	262	27.8	22.2(18.8～25.7)	471	95	20.2	21.6(16.4～26.8)	470	167	35.5	23.1(18.8～27.4)
210103	辽宁沈阳市沈河区	400	113	28.3	23.2(18.3～28.0)	150	44	29.3	27.3(18.7～35.9)	250	69	27.6	19.2(14.3～24.0)
210202	辽宁大连市中山区	710	347	48.9	42.9(38.5～47.2)	245	109	44.5	42.1(34.6～49.5)	465	238	51.2	43.4(38.2～48.7)
210421	辽宁抚顺市抚顺县	873	193	22.1	20.8(17.0～24.6)	402	59	14.7	18.5(12.6～24.3)	471	134	28.5	23.4(18.5～28.3)
210624	辽宁丹东市宽甸满族自治县	626	221	35.3	29.1(24.7～33.6)	269	63	23.4	21.7(15.3～28.1)	357	158	44.3	37.7(31.8～43.5)
210904	辽宁阜新市太平区	670	260	38.8	34.3(29.4～39.2)	253	72	28.5	27.1(20.1～34.0)	417	188	45.1	41.0(34.4～47.6)
220104	吉林长春市朝阳区	982	328	33.4	29.2(25.9～32.5)	435	121	27.8	26.7(21.7～31.6)	547	207	37.8	32.4(28.2～36.6)
220203	吉林吉林市龙潭区	961	309	32.2	27.6(24.0～31.2)	373	81	21.7	23.5(17.3～29.7)	588	228	38.8	31.1(26.9～35.3)
220421	吉林辽源市东丰县	858	235	27.4	20.6(17.5～23.7)	357	61	17.1	14.7(10.4～18.9)	501	174	34.7	26.1(21.6～30.5)
230104	黑龙江哈尔滨市道外区	872	318	36.5	32.8(29.2～36.4)	362	120	33.1	33.0(27.4～38.5)	510	198	38.8	32.7(28.4～37.0)
230129	黑龙江哈尔滨市延寿县	350	88	25.1	21.8(16.7～26.8)	142	18	12.7	12.6(5.9～19.3)	208	70	33.7	30.3(23.0～37.6)
231084	黑龙江牡丹江市宁安市	838	235	28.0	24.6(20.6～28.5)	375	79	21.1	23.2(17.6～28.8)	463	156	33.7	26.1(20.7～31.5)
231124	黑龙江黑河市孙吴县	848	228	26.9	20.7(17.5～23.9)	427	91	21.3	18.7(14.3～23.2)	421	137	32.5	23.4(18.8～28.0)
310105	上海长宁区	758	260	34.3	27.5(23.9～31.1)	343	106	30.9	27.5(22.1～33.0)	415	154	37.1	27.5(23.0～31.9)
310109	上海虹口区	571	169	29.6	24.2(20.2～28.2)	231	56	24.2	20.5(14.6～26.3)	340	113	33.2	28.2(22.7～33.6)
310118	上海青浦区	166	44	26.5	26.4(16.3～36.4)	35	8	22.9	35.0(9.0～61.0)	131	36	27.5	23.9(13.3～34.4)
310230	上海崇明县	329	120	36.5	28.8(23.2～34.4)	114	29	25.4	18.5(10.5～26.5)	215	91	42.3	36.0(29.1～42.9)
320104	江苏南京市秦淮区	698	262	37.5	30.0(26.2～33.8)	299	99	33.1	27.9(22.2～33.6)	399	163	40.9	32.4(27.5～37.3)

续表

		合计				男性				女性			
		例数	检出人数	检出率	标化率(%)	例数	检出人数	检出率	标化率(%)	例数	检出人数	检出率	标化率(%)
320111	江苏南京市浦口区	852	274	32.2	27.0(23.1~30.8)	404	108	26.7	23.4(18.0~28.8)	448	166	37.1	31.7(26.4~37.0)
320124	江苏南京市溧水县	852	292	34.3	26.2(22.5~29.8)	394	81	20.6	21.1(15.6~26.5)	458	211	46.1	31.7(26.7~36.6)
320684	江苏南通市海门市	816	231	28.3	25.3(21.7~28.8)	342	85	24.9	24.5(19.1~29.9)	474	146	30.8	26.0(21.3~30.7)
320829	江苏淮安市洪泽县	588	156	26.5	26.3(21.8~30.7)	270	49	18.1	17.4(12.0~22.9)	318	107	33.6	36.2(29.6~42.8)
321203	江苏泰州市高港区	856	239	27.9	24.6(20.9~28.4)	376	86	22.9	24.1(18.3~30.0)	480	153	31.9	25.2(20.6~29.7)
330104	浙江杭州市江干区	800	273	34.1	26.4(22.4~30.4)	361	115	31.9	26.5(20.5~32.6)	439	158	36.0	26.2(21.7~30.8)
330204	浙江宁波市江东区	783	239	30.5	23.2(19.9~26.4)	335	78	23.3	18.9(14.1~23.7)	448	161	35.9	27.7(23.3~32.2)
330483	浙江嘉兴市桐乡市	1021	295	28.9	22.1(18.6~25.6)	495	108	21.8	21.2(16.0~26.4)	526	187	35.6	23.4(19.4~27.3)
330523	浙江湖州市安吉县	741	155	20.9	15.3(12.5~18.1)	345	64	18.6	16.9(12.4~21.4)	396	91	23.0	13.7(10.4~16.9)
330703	浙江金华市金东区	743	191	25.7	21.5(17.5~25.5)	352	56	15.9	16.4(10.6~22.2)	391	135	34.5	28.1(22.8~33.3)
331124	浙江丽水市松阳县	766	95	12.4	9.0(6.8~11.1)	363	20	5.5	5.6(2.8~8.4)	403	75	18.6	13.0(9.8~16.2)
340102	安徽合肥市瑶海区	816	224	27.5	23.0(19.6~26.4)	342	88	25.7	24.7(19.3~30.2)	474	136	28.7	21.0(17.4~24.7)
340802	安徽安庆市迎江区	864	208	24.1	21.3(18.1~24.6)	318	44	13.8	15.9(10.5~21.3)	546	164	30.0	25.2(21.2~29.2)
340822	安徽安庆市怀宁县	736	135	18.3	14.1(11.1~17.2)	319	47	14.7	12.9(8.1~17.7)	417	88	21.1	15.4(11.5~19.3)
341622	安徽亳州市蒙城县	898	206	22.9	16.7(13.5~19.8)	409	58	14.2	12.5(8.2~16.8)	489	148	30.3	21.3(16.7~25.9)
341623	安徽亳州市利辛县	878	221	25.2	18.1(15.2~20.9)	394	58	14.7	11.4(7.7~15.2)	484	163	33.7	25.6(21.4~29.8)
350104	福建福州市仓山区	937	217	23.2	17.0(14.2~19.7)	387	64	16.5	13.4(9.5~17.4)	550	153	27.8	20.6(16.9~24.3)
350124	福建福州市闽清县	733	219	29.9	21.0(17.5~24.6)	313	66	21.1	19.6(13.7~25.5)	420	153	36.4	22.3(18.0~26.6)
350181	福建福州市福清市	506	107	21.1	14.7(11.4~18.1)	207	22	10.6	9.8(5.0~14.6)	299	85	28.4	19.3(14.7~23.9)
350203	福建厦门市思明区	572	127	22.2	18.3(14.8~21.8)	199	33	16.6	14.9(9.4~20.5)	373	94	25.2	21.2(16.9~25.5)
350627	福建漳州市南靖县	887	178	20.1	15.1(12.3~18.0)	429	77	17.9	15.0(11.1~19.0)	458	101	22.1	15.2(11.3~19.2)
360102	江西南昌市东湖区	813	297	36.5	32.5(28.9~36.2)	295	68	23.1	25.0(19.1~31.0)	518	229	44.2	39.0(34.5~43.5)
360924	江西宜春市宜丰县	821	142	17.3	14.7(12.1~17.3)	392	52	13.3	12.6(8.9~16.4)	429	90	21.0	17.1(13.4~20.8)
360982	江西宜春市樟树市	812	104	12.8	11.1(8.5~13.7)	359	25	7.0	7.0(4.0~10.0)	453	79	17.4	15.3(11.2~19.5)

续表

		合计				男性				女性			
		例数	检出人数	检出率	标化率（%）	例数	检出人数	检出率	标化率（%）	例数	检出人数	检出率	标化率（%）
361030	江西抚州市广昌县	712	61	8.6	7.2（5.2～9.2）	349	16	4.6	5.3（2.6～8.0）	363	45	12.4	9.3（6.4～12.2）
361129	江西上饶市万年县	725	99	13.7	10.6（8.1～13.1）	331	28	8.5	8.4（4.6～12.1）	394	71	18.0	13.0（9.8～16.3）
370102	山东济南市历下区	679	161	23.7	16.9（14.0～19.7）	292	62	21.2	15.4（11.3～19.5）	387	99	25.6	18.7（14.9～22.5）
370203	山东青岛市北区	461	222	48.2	41.6（36.2～47.0）	174	80	46.0	40.5（31.7～49.4）	287	142	49.5	42.6（36.0～49.2）
370522	山东东营市利津县	749	158	21.1	20.7（16.9～24.6）	347	61	17.6	20.1（14.3～26.0）	402	97	24.1	21.4（16.7～26.1）
370786	山东潍坊市昌邑市	613	264	43.1	32.9（28.6～37.3）	252	83	32.9	25.2（19.2～31.3）	361	181	50.1	40.6（34.8～46.5）
370831	山东济宁市泗水县	818	215	26.3	20.0（16.8～23.3）	375	63	16.8	15.5（10.7～20.3）	443	152	34.3	24.9（20.5～29.3）
370921	山东泰安市宁阳县	734	202	27.5	24.3（20.3～28.2）	308	65	21.1	23.3（16.8～29.9）	426	137	32.2	25.0（20.3～29.8）
371202	山东莱芜市莱城区	839	241	28.7	23.8（20.3～27.3）	389	84	21.6	21.6（16.4～26.8）	450	157	34.9	26.5（21.8～31.2）
410105	河南郑州市金水区	558	276	49.5	43.3（38.4～48.1）	198	101	51.0	43.1（34.8～51.4）	360	175	48.6	43.4（38.0～48.8）
410224	河南开封市开封县	760	312	41.1	31.6（27.2～36.0）	291	99	34.0	28.9（21.6～36.1）	469	213	45.4	33.9（28.5～39.2）
410303	河南洛阳市西工区	594	277	46.6	39.1（33.9～44.3）	254	107	42.1	37.4（29.0～45.8）	340	170	50.0	40.7（34.6～46.9）
410306	河南洛阳市吉利区	751	283	37.7	29.6（25.4～33.8）	326	118	36.2	28.9（22.6～35.1）	425	165	38.8	30.6（25.9～35.4）
410421	河南平顶山市宝丰县	694	321	46.3	38.4（33.8～43.0）	309	102	33.0	33.5（26.6～40.5）	385	219	56.9	43.3（37.1～49.4）
410927	河南濮阳市台前县	799	298	37.3	29.6（25.7～33.4）	350	89	25.4	22.6（17.0～28.2）	449	209	46.5	36.6（31.6～41.7）
411425	河南商丘市虞城县	637	184	28.9	24.6（20.5～28.7）	258	44	17.1	16.8（10.9～22.7）	379	140	36.9	31.7（26.1～37.3）
411623	河南周口市商水县	534	174	32.6	21.1（17.3～24.9）	213	40	18.8	14.5（9.0～20.0）	321	134	41.7	26.2（20.9～31.5）
420103	湖北武汉市江汉区	841	291	34.6	29.7（26.2～33.2）	370	107	28.9	27.2（22.0～32.4）	471	184	39.1	32.6（28.1～37.2）
420116	湖北武汉市黄陂区	499	98	19.6	14.5（11.3～17.7）	192	22	11.5	11.1（6.0～16.1）	307	76	24.8	16.5（12.3～20.7）
420325	湖北十堰市房县	630	124	19.7	15.0（11.9～18.1）	261	17	6.5	4.9（2.2～7.6）	369	107	29.0	23.9（18.6～29.1）
420525	湖北宜昌市远安县	818	171	20.9	18.9（15.9～21.9）	369	49	13.3	13.9（9.7～18.1）	449	122	27.2	24.0（19.6～28.4）
420703	湖北鄂州市华容区	591	107	18.1	15.2（11.7～18.7）	249	25	10.0	10.3（5.7～14.8）	342	82	24.0	20.5（15.1～25.8）
420923	湖北孝感市云梦县	808	263	32.5	25.9（22.2～29.6）	267	36	13.5	11.1（6.7～15.5）	541	227	42.0	35.5（30.4～40.6）
430103	湖南长沙市天心区	788	229	29.1	24.2（20.8～27.6）	338	89	26.3	24.2（19.0～29.3）	450	140	31.1	24.3（20.2～28.3）

续表

		合计				男性				女性			
		例数	检出人数	检出率	标化率(%)	例数	检出人数	检出率	标化率(%)	例数	检出人数	检出率	标化率(%)
430223	湖南株洲市攸县	916	248	27.1	22.1(18.5～25.6)	416	61	14.7	15.0(9.8～20.1)	500	187	37.4	30.4(25.7～35.2)
430611	湖南岳阳市君山区	808	241	29.8	24.1(20.3～27.8)	371	95	25.6	21.5(16.0～27.0)	437	146	33.4	27.6(22.9～32.3)
430702	湖南常德市武陵区	900	241	26.8	21.3(17.9～24.7)	368	69	18.8	19.3(13.8～24.9)	532	172	32.3	23.2(19.3～27.2)
431229	湖南怀化市靖州苗族侗族自治县	894	159	17.8	15.1(12.1～18.2)	429	57	13.3	13.9(9.5～18.3)	465	102	21.9	16.7(12.5～20.8)
433125	湖南湘西土家族苗族自治州保靖县	865	86	9.9	8.4(6.2～10.5)	412	19	4.6	5.6(2.6～8.7)	453	67	14.8	11.6(8.5～14.8)
440106	广东广州市天河区	574	113	19.7	11.0(7.4～14.5)	224	35	15.6	10.9(5.2～16.6)	350	78	22.3	11.1(6.9～15.2)
440303	广东深圳市罗湖区	736	119	16.2	13.4(10.6～16.1)	287	50	17.4	15.7(11.0～20.4)	449	69	15.4	11.1(8.1～14.0)
440404	广东珠海市金湾区	447	111	24.8	18.0(13.2～22.9)	171	38	22.2	19.6(11.1～28.1)	276	73	26.4	16.6(11.5～21.7)
440604	广东佛山市禅城区	809	176	21.8	16.3(12.9～19.7)	337	56	16.6	12.9(8.8～17.1)	472	120	25.4	19.8(14.6～25.0)
441202	广东肇庆市端州区	938	288	30.7	21.4(18.4～24.4)	351	82	23.4	18.7(13.8～23.7)	587	206	35.1	23.8(20.1～27.4)
441322	广东惠州市博罗县	942	209	22.2	16.3(13.7～19.0)	427	70	16.4	12.4(8.9～16.0)	515	139	27.0	21.0(17.1～24.9)
441721	广东阳江市阳西县	695	160	23.0	15.6(12.3～18.9)	283	22	7.8	5.0(2.1～8.0)	412	138	33.5	26.5(21.0～31.9)
450102	广西南宁市兴宁区	561	156	27.8	23.5(16.0～31.0)	200	37	18.5	11.1(1.4～20.8)	361	119	33.0	32.4(22.8～42.0)
450126	广西南宁市宾阳县	880	125	14.2	9.2(7.0～11.4)	390	32	8.2	6.0(3.2～8.8)	490	93	19.0	13.4(10.0～16.8)
450325	广西桂林市兴安县	982	217	22.1	15.6(13.0～18.1)	469	61	13.0	11.5(8.0～15.0)	513	156	30.4	20.7(17.0～24.5)
450502	广西北海市海城区	573	98	17.1	13.9(9.3～18.5)	201	24	11.9	7.4(3.9～11.0)	372	74	19.9	19.0(11.7～26.4)
451027	广西百色市凌云县	571	29	5.1	5.9(3.4～8.3)	236	13	5.5	7.6(3.3～11.9)	335	16	4.8	4.3(1.8～6.7)
460105	海南海口市秀英区	640	104	16.3	11.7(7.5～15.9)	265	25	9.4	5.8(2.3～9.3)	375	79	21.1	18.6(10.6～26.6)
469021	海南定安县	727	86	11.8	9.5(7.1～12.0)	309	23	7.4	6.7(3.3～10.2)	418	63	15.1	12.1(8.7～15.5)
469030	海南琼中黎苗族自治县	107	17	15.9	14.9(2.9～26.8)	46	1	2.2	4.0(0.0～12.2)	61	16	26.2	27.7(7.2～48.2)
500108	重庆南岸区	716	190	26.5	22.4(19.1～25.8)	286	50	17.5	16.7(11.9～21.4)	430	140	32.6	28.4(23.8～32.9)

续表

		合计				男性				女性			
		例数	检出人数	检出率	标化率（%）	例数	检出人数	检出率	标化率（%）	例数	检出人数	检出率	标化率（%）
500116	重庆江津区	818	189	23.1	18.7（15.4～22.1）	361	48	13.3	13.4（8.7～18.1）	457	141	30.9	24.2（19.5～28.8）
500222	重庆綦江县	766	158	20.6	15.4（12.7～18.0）	325	33	10.2	9.0（5.4～12.5）	441	125	28.3	20.9（17.0～24.9）
500236	重庆奉节县	692	89	12.9	10.5（7.9～13.0）	331	13	3.9	4.4（1.4～7.4）	361	76	21.1	17.6（13.2～22.0）
510106	四川成都市金牛区	708	163	23.0	17.4（14.5～20.3）	251	47	18.7	14.8（10.1～19.5）	457	116	25.4	19.6（15.9～23.2）
510821	四川广元市旺苍县	768	184	24.0	16.7（13.7～19.7）	344	39	11.3	8.6（4.8～12.5）	424	145	34.2	25.7（21.1～30.4）
511028	四川内江市隆昌县	356	67	18.8	15.8（11.3～20.3）	126	17	13.5	10.4（4.2～16.6）	230	50	21.7	19.8（14.2～25.5）
511102	四川乐山市市中区	699	211	30.2	21.6（17.8～25.5）	312	71	22.8	15.6（10.4～20.7）	387	140	36.2	28.6（23.0～34.2）
511681	四川广安市华蓥市	710	146	20.6	13.2（10.6～15.8）	310	36	11.6	6.6（4.0～9.2）	400	110	27.5	21.0（16.5～25.4）
511821	四川雅安市名山县	785	145	18.5	13.9（11.0～16.8）	333	38	11.4	9.0（5.6～12.5）	452	107	23.7	18.5（14.0～23.0）
513228	四川阿坝藏族羌族自治州黑水县	45	14	31.1	26.2（10.6～41.7）	16	3	18.8	21.5（0.0～47.4）	29	11	37.9	28.4（7.8～49.0）
520103	贵州贵阳市云岩区	834	169	20.3	17.4（14.4～20.5）	355	54	15.2	16.6（12.0～21.3）	479	115	24.0	18.4（14.6～22.1）
520113	贵州贵阳市白云区	584	118	20.2	17.1（13.3～20.9）	238	45	18.9	20.4（13.6～27.1）	346	73	21.1	14.1（10.5～17.6）
522227	贵州德江县	394	44	11.2	9.5（6.2～12.9）	172	17	9.9	8.3（3.7～12.9）	222	27	12.2	11.1（6.3～15.8）
522423	贵州毕节地区黔西县	611	92	15.1	10.9（8.1～13.6）	251	18	7.2	6.3（3.1～9.5）	360	74	20.6	15.3（10.9～19.6）
522624	贵州黔东南苗族侗族自治州三穗县	650	58	8.9	7.3（5.0～9.5）	308	14	4.5	4.1（1.7～6.4）	342	44	12.9	11.5（7.4～15.5）
530103	云南昆明市盘龙区	799	249	31.2	28.9（25.3～32.5）	332	91	27.4	28.0（22.6～33.5）	467	158	33.8	29.9（25.3～34.6）
530724	云南丽江市宁蒗彝族自治县	674	47	7.0	5.4（2.9～7.9）	261	7	2.7	2.2（0.2～4.2）	413	40	9.7	8.2（4.0～12.5）
530827	云南普洱市孟连傣族拉祜族佤族自治县	684	65	9.5	6.1（4.5～7.7）	305	15	4.9	3.4（1.5～5.2）	379	50	13.2	9.2（6.5～12.0）
532501	云南红河哈尼族彝族自治州个旧市	558	129	23.1	16.6（13.0～20.2）	181	27	14.9	12.6（6.9～18.4）	377	102	27.1	19.4（14.9～24.0）

续表

		合计				男性				女性			
		例数	检出人数	检出率	标化率(%)	例数	检出人数	检出率	标化率(%)	例数	检出人数	检出率	标化率(%)
532527	云南红河哈尼族彝族自治州泸西县	754	130	17.2	12.9(10.4～15.4)	318	29	9.1	8.5(4.9～12.0)	436	101	23.2	17.6(14.0～21.2)
540102	西藏拉萨市城关区	399	89	22.3	17.8(13.2～22.4)	120	27	22.5	16.6(8.7～24.5)	279	62	22.2	18.9(13.5～24.2)
542627	西藏林芝地区朗县	487	37	7.6	4.5(2.5～6.5)	228	6	2.6	1.3(0.1～2.4)	259	31	12.0	8.9(4.6～13.3)
610102	陕西西安市新城区	685	238	34.7	29.4(25.4～33.3)	264	70	26.5	23.1(17.0～29.1)	421	168	39.9	35.9(31.1～40.8)
610424	陕西咸阳市乾县	968	167	17.3	13.8(11.3～16.3)	438	44	10.0	9.3(6.1～12.5)	530	123	23.2	18.7(14.8～22.7)
610582	陕西渭南市华阴市	742	216	29.1	18.8(15.1～22.4)	296	63	21.3	15.4(9.9～20.8)	446	153	34.3	21.8(16.7～26.9)
610624	陕西延安市安塞县	788	155	19.7	13.5(10.9～16.2)	380	48	12.6	10.1(6.5～13.7)	408	107	26.2	18.1(14.2～22.1)
610924	陕西安康市紫阳县	637	78	12.2	9.9(7.4～12.4)	277	20	7.2	7.2(3.7～10.8)	360	58	16.1	12.4(8.8～16.0)
620105	甘肃兰州市安宁区	614	294	47.9	40.0(35.4～44.6)	225	105	46.7	39.6(32.1～47.0)	389	189	48.6	40.4(34.6～46.2)
620503	甘肃天水市麦积区	886	223	25.2	18.3(15.2～21.5)	361	68	18.8	13.9(9.3～18.6)	525	155	29.5	22.3(18.1～26.6)
621121	甘肃定西市通渭县	679	93	13.7	11.2(8.6～13.8)	294	11	3.7	3.8(1.1～6.5)	385	82	21.3	18.4(14.2～22.6)
621221	甘肃陇南市成县	717	164	22.9	15.9(12.8～18.9)	313	40	12.8	11.6(7.3～15.8)	404	124	30.7	20.6(16.3～24.9)
622922	甘肃临夏回族自治州康乐县	631	104	16.5	10.9(8.4～13.4)	279	37	13.3	10.2(6.6～13.8)	352	67	19.0	11.5(7.9～15.0)
630104	青海西宁市城西区	644	263	40.8	27.5(23.0～32.1)	279	94	33.7	26.3(19.1～33.6)	365	169	46.3	28.7(23.0～34.4)
632322	青海黄南藏族自治州尖扎县	450	79	17.6	11.2(8.2～14.2)	201	30	14.9	9.8(5.6～14.0)	249	49	19.7	12.9(8.7～17.2)
632523	青海贵德县	774	133	17.2	11.4(8.5～14.4)	359	55	15.3	10.7(6.3～15.2)	415	78	18.8	12.2(8.3～16.0)
640381	宁夏吴忠市青铜峡市	392	83	21.2	12.7(9.0～16.4)	140	23	16.4	12.1(5.4～18.7)	252	60	23.8	13.1(8.9～17.3)
640522	宁夏中卫市海原县	732	173	23.6	17.7(14.3～21.1)	267	54	20.2	20.9(14.1～27.6)	465	119	25.6	15.6(12.3～18.9)
650103	新疆乌鲁木齐市沙依巴克区	412	166	40.3	34.6(29.1～40.1)	178	65	36.5	33.9(25.2～42.5)	234	101	43.2	35.5(29.1～41.9)
653022	新疆克孜勒苏柯尔克孜自治州阿克陶县	222	50	22.5	12.4(8.3～16.5)	88	19	21.6	11.5(5.3～17.7)	134	31	23.1	13.2(7.6～18.7)

附录 10　2010—2012 年中国居民营养与健康状况监测——家庭成员基本情况登记表

家庭成员基本情况登记表

贴编码条处　调查户编码 ID

个人编码	姓名	性别	民族	出生日期	历法	与户主关系	目前是否在家居住	文化程度	职业	婚姻状况	父亲编码	母亲编码
		1 男 2 女	01 汉族 02 蒙古族 03 回族 04 藏族 05 维吾尔族 06 苗族 07 彝族 08 壮族 09 布依族 10 朝鲜族 11 满族 12 侗族 13 瑶族 14 白族 15 土家族 16 哈尼族 17 哈萨克族 18 傣族 19 黎族 20 其他	年 / 月 / 日	1 阳历 2 阴历	00 户主 01 配偶 02 父 / 母 03 公 / 婆 04 岳父 / 母 05 儿子 / 女儿 06 儿媳 / 女婿 07 孙子 / 女 08 外孙 / 女 09 兄 / 妹 10 其他	1 否 2 是	0 未上学 1 文盲 2 小学 3 初中 4 高中 / 中专 5 大专 / 职大 6 大学及以上	01 在校学生 02 家务 03 待业 04 离退休人员 05 国家机关、党群组织、企事业单位负责人 06 专业技术人员 07 办事人员和有关人员 08 商业、服务业人员 09 农林牧渔水利业生产人员 10 生产运输设备操作人员及有关人员 11 军人 12 其他	1 未婚 2 有配偶 3 离异 4 丧偶	填写父亲在 A1 的编号，如果父亲不是本户成员填 99	填写母亲在 A1 中的编号，如果母亲不是本户成员填 99
A1		A2	A3	A4	A4a	A5	A6	A7	A8	A9	A10	A11
□□		□	□□	□□□□/□□/□□	□	□□	□	□	□□	□	□□	□□
□□		□	□□	□□□□/□□/□□	□	□□	□	□	□□	□	□□	□□

续表

□□		□	□□	□□□□/□□/□□	□	□□	□	□	□□	□	□□	□□
□□		□	□□	□□□□/□□/□□	□	□□	□	□	□□	□	□□	□□
□□		□	□□	□□□□/□□/□□	□	□□	□	□	□□	□	□□	□□
□□		□	□□	□□□□/□□/□□	□	□□	□	□	□□	□	□□	□□
□□		□	□□	□□□□/□□/□□	□	□□	□	□	□□	□	□□	□□
□□		□	□□	□□□□/□□/□□	□	□□	□	□	□□	□	□□	□□
□□		□	□□	□□□□/□□/□□	□	□□	□	□	□□	□	□□	□□
□□		□	□□	□□□□/□□/□□	□	□□	□	□	□□	□	□□	□□
□□		□	□□	□□□□/□□/□□	□	□□	□	□	□□	□	□□	□□
□□		□	□□	□□□□/□□/□□	□	□□	□	□	□□	□	□□	□□
□□		□	□□	□□□□/□□/□□	□	□□	□	□	□□	□	□□	□□

全家一共有几口人？ □□ A12

2011 年家庭年人均收入 □ A13

①5000 元以下 ②5000～9999 元 ③10 000～14 999 元 ④15 000～19 999 元 ⑤20 000～24 999 元 ⑥25 000～29 999 元
⑦30 000～34 999 元 ⑧35 000～39 999 ⑨40 000 元及以上 ○不回答

调查日期： 年 月 日
调查员签字：________

□□□□/□□/□□ A14
审核员签字：________

家庭成员和补充人群基本情况登记表填表说明

本调查涉及的常住人口的定义：本地户籍人口；虽然非本地户籍人口，但是在当地居住超过6个月。

1. 在贴编码条处将住户的编码条贴上。

2. 个人编码（A1）：本调查中用个人编码代表某个人。同第五部分编码原则与使用方法。

3. 姓名：准确记录家庭每个成员的姓名，以便在各种调查中正确地使用序号。

4. 性别（A2）：男性为1，女性为2。

5. 民族（A3）：按下列民族代码填写。父母不是同一民族，所生子女的民族可选填父母任一方的民族。

6. 出生日期（A4）：要求所有成员尽量按公历询问和填写，并在历法（A4a）中填写1。如果只知道农历的出生日期则填写农历，并在历法（A4a）中填写2。**2005—2012年出生的儿童如果只记得农历，调查员可查阅本手册后面的附录Ⅲ，**按公历生日正确填写。若户口与身份证出生日期不符，请核实正确日期后填写。

7. 历法（A4a）：说明填写的出生日期是公历还是农历。

8. 与户主关系（A5）：首先确定家庭户主。户主是为家庭成员所公认的，在家庭事务中起决定作用的家庭成员，在大多数情况下，是家庭经济的主要支持者。在不易确定户主时，以户口本上登记的户主为准。户主确定后，确立其他人员与户主的关系。

9. 目前是否在家居住（A6）：虽然与家庭有经济关系，但在外上学、服兵役、在外地打工者填“否”。短期走亲访友者仍算在家居住。

10. 文化程度（A7）：指调查对象接受国内外教育所取得的最高学历或现有文化水平所相当的学历，设有7个等级，分别归入相应的文化程度。

0未上学：包括学龄前儿童、学龄期（6～15岁）未上学。

1文盲：文盲是指不识字或识字不足一千个；识字一千以上不能阅读通俗书报，不能写便条的人（不包括正在小学读书的在校学生）。

2小学：指接受小学教育5年或6年的毕业、肄业及在校生。也包括能阅读通俗书报、能写便条，达到扫盲标准的人。

3初中：指接受7～9年教育的初中程度的毕业、肄业及在校生。技工学校相当于初中的，填“初中”。

4高中/中专：指接受10～12年教育的普通高中、职业高中和中等专业的毕业、肄业及在校生。技工学校相当于高中的填“高中”。

5大专/职大：指接受最高一级教育为大学专科的毕业、肄业及在校生。通过自学，经国家统一举办的自学考试取得大学专科证书的，也填此项。广播电视大学、厂办大学、高等院校举办的函授大学、夜大学和其他形式的大学，凡按国家教委颁布的大学专科教育大纲进行授课的，其毕业生、肄业生、在校学生也填“大专”。

6大学及以上：指接受最高一级教育为大学本科、硕士研究生、博士研究生毕业、肄业及在校生。凡按国家教委颁布的大学本科教学大纲进行授课的各类“大学”，其毕业生、肄业生、在校生也列为此项。

凡是没有按照国家教委的教学大纲培训或只是学习单科的人，不能填“大学专科”或“大学本科”，一律按原文化程度填写。

11. 职业（A8）：6岁及以上者填报。从事一种以上职业的就业人口，应填报其工作时间最长的那项职业，具体工作应按当前实际从事的工作填报。若更换工作，以一年内的职业为主。例如：生产工人长期脱产搞统计工作，应登记为“统计人员”。因伤、病、休假、脱产学习、企业调整而暂时未能工作的，应按原来从事的工作填报。学徒工按学习的工种填报。不满6岁的儿童可视为“12其他”。

不在业人员：

01在校学生：指正在就读的大、中、小学生。

02家务：指无业在家做一些家务工作，如做饭、洗衣、养猪等，但不包括离退休人员。

03待业：指毕业、肄业的学生，等待分配工作和找工作者。

04离退休人员：指长年离开工作岗位，没有重新被聘，在家从事一般性工作。

在业人员：

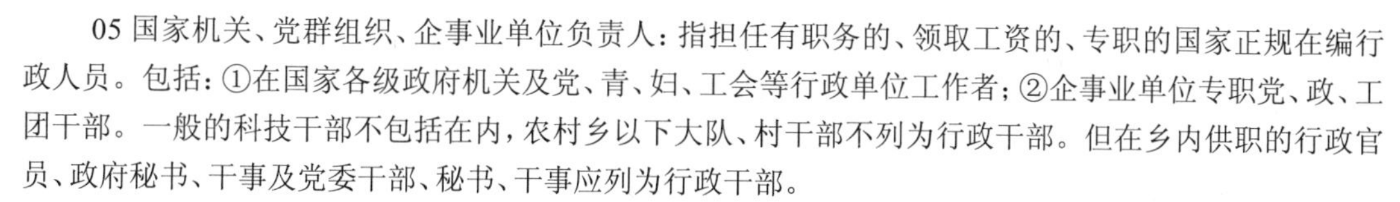

05 国家机关、党群组织、企事业单位负责人：指担任有职务的、领取工资的、专职的国家正规在编行政人员。包括：①在国家各级政府机关及党、青、妇、工会等行政单位工作者；②企事业单位专职党、政、工团干部。一般的科技干部不包括在内，农村乡以下大队、村干部不列为行政干部。但在乡内供职的行政官员、政府秘书、干事及党委干部、秘书、干事应列为行政干部。

06 专业技术人员：包括科学研究人员、科技管理和辅助人员、飞机和船舶技术人员、医疗卫生人员、法律工作人员、经济管理专业人员、教师、教学辅助人员、文艺和体育工作人员。

07 办事人员和有关人员：包括行政办公人员、安全保卫和消防人员、警察、邮政和电信业务人员、其他办事人员和有关人员、无专业职称也无大学或中专文化程度的经济管理专业人员。

08 商业、服务业人员：包括购销、仓储、餐饮服务人员，饭店、旅游及健身娱乐场所服务人员、运输服务人员，医疗卫生辅助服务人员，社会服务和居民生活服务人员和其他商业、服务业工作人员。

09 农林牧渔水利业生产人员：包括农业、林业、牧业、渔业和狩猎业的劳动者，包括农业机械操作人员，包括水利设施管理养护人员。

10 生产运输设备操作人员及有关人员：包括工段长及各种生产工人、设备操作工人、司机、船员、其他生产运输工人及农村企业的各类人员，检验人员，纺织、裁剪、食品、木材、建材等行业的生产人员。

11 军人：包括中国人民解放军和中国人民武装警察部队的现役军人。

12 其他：不便分类者。

12. 婚姻状况（A9）：

1 未婚：指未结过婚的人。

2 有配偶：包括事实结婚，即虽未办理结婚登记手续而实际上已同居的人。

3 离异：因各种原因，夫妻双方已解除婚姻关系者。

4 丧偶：夫妻一方去世者。

13. 父亲编码（A10）：父亲指亲生父亲、养父、继父。如果父亲是本调查户的成员，记录下他的个人编码，否则填 99。

14. 母亲编码（A11）：母亲指亲生母亲、养母、继母。如果母亲是本调查户的成员，记录下她的个人编码，否则填 99。

15. 全家一共有几口人（A12）：应包括所有经济关系，并且共同预算和饮食的成员，其中也包括由家庭资助在外上学的单身学生和户口独立但同饮食的“小家庭”。

16. 2011 年家庭年人均收入（A13）：

城镇居民　填写全家有经济收入所有成员的收入总和，包括工资、其他现金、实物和各种代金券、卡等，以及他人赠予的现金、实物、券、卡等。职工人均工资是反映在一定时期内职工工作单位以货币形式或实物形式实际支付给职工的劳动报酬，即包括计时工资、基础工资和职务工资、计件工资（包括超额工资）、各种工资性奖金和津贴、加班加点工资、附加工资、特殊情况下支付工资等，但不包括职工从工作单位得到的福利费（如洗理费等）、生活困难补助费、上下班交通费、自行车补助费、独生子女费、保健用品费、文娱费、差旅费及会议补助费、误餐补助费等。

农村居民家庭纯收入　指农村常住居民家庭总收入中，扣除从事生产和非生产经营费用支出、缴纳税款和上交承包集体任务金额以后剩余的，可直接用于进行生产性、非生产性建设投资、生活消费和积蓄的那一部分收入。农村居民家庭纯收入包括从事生产性和非生产性的经营收入，取自在外人口寄回带回和国家财政救济、各种补贴等非经营性收入；既包括货币收入，又包括自产自用的实物收入。但不包括向银行、信用社和向亲友借款等属于借贷性的收入。农村居民纯收入 = 总收入 − 家庭经营费用支出 − 税费支出 − 生产性固定资产折旧 − 赠送农村内部亲友支出。

家庭年人均收入 = 家庭总收入 / 家庭人口数

方格内填写不足部分用“0”补齐。

17. 调查日期（A14）：填写调查当天的日期。

附录11　2010—2012年中国居民营养与健康状况监测——个人健康情况调查问卷

个人健康情况调查问卷
（15岁及以上）

贴编码条处

家庭编码ID

一、一般情况

姓名个人编码 □□ A1

二、目前健康状况

（一）体重

1. 过去一年内，你通常至少多久测量一次体重？（在本次调查之前）　□ B1
   ①不测量　②3个月一次　③半年一次　④1年一次　⑨记不清
2. 同一年前相比，你的体重是：　□ B2
   ①基本保持不变　②增加　③下降　⑨不清楚
3. 你认为自己的体重属于超重或者肥胖吗？　□ B2a
   ①否　②是　⑨不清楚
4. 在近一年内你曾试图控制体重吗？　□ B3
   ①否[跳到"（二）血压"]　②是
5. 你控制体重的措施：

5.1 节食	①否	②是	□ B3a
5.2 增加身体活动（如做家务、体育锻炼等）	①否	②是	□ B3b
5.3 吃减肥产品（减肥药、减肥茶、减肥食品等）	①否	②是	□ B3c
5.4 采取其他措施________	①否	②是	□ B3d

（二）血压

1. 过去一年内，你通常至少多久测量一次血压？（在本次调查之前）　□ B4
   ①不测量　②每月一次　③3个月一次　④半年一次　⑤1年一次　⑨记不清
2. 你是否患有高血压？　□ B5
   ①否[跳到"（三）血糖"]　②是　⑨不知道[跳到"（三）血糖"]
3. 诊断年月（年/月）　□□□□/□□ B6
4. 你最近两周内服降压药情况：①不服　②服　□ B7
5. 你控制或治疗高血压的措施：

5.1 服用药物	①否	②是	□ B7a
5.2 饮食控制	①否	②是	□ B7b
5.3 增加身体活动（如做家务、体育锻炼等）	①否	②是	□ B7c
5.4 采取其他措施________	①否	②是	□ B7d

（三）血糖

1. 在本次调查以前，你曾经测过血糖吗？　□ B8
   ①没测过[跳到"（四）血脂"]②测过　⑨不清楚[跳到"（四）血脂"]
2. 通常，你至少多久测量一次血糖？（在本次调查之前）　□ B8a

①半年一次 ②1 年一次 ③2 年一次 ④3～5 年一次 ⑤6 年及以上一次
⑨记不清

3. 你患有糖尿病吗？ □ B9
①否[跳到“(四)血脂”] ②是 ⑨不知道[跳到“(四)血脂”]

4. 诊断年月(年 / 月) □□□□/□□ B10

5. 你控制糖尿病的措施：

5.1 控制饮食	①否	②是	□ B10a
5.2 增加身体活动(如做家务、体育锻炼等)	①否	②是	□ B10b
5.3 接受药物治疗	①否	②是	□ B10c
5.4 采取其他措施________	①否	②是	□ B10d

(四)血脂

1. 在本次调查以前，你测过血脂吗？ □ B11
①没测过[跳到“(五)中风”]②测过 ⑨不知道[跳到“(五)中风”]

2. 通常，你至少多久测量一次血脂？(在本次调查之前) □ B12
①半年一次 ②1 年一次 ③2 年一次 ④3～5 年一次 ⑤6 年及以上一次 ⑨记不清

3. 你患有血脂异常(例如高胆固醇、高甘油三酯血症和混合型高脂血症)吗？ □ B13
①否[跳到“(五)中风”]②是 ⑨不知道[跳到“(五)中风”]

4. 诊断年月(年 / 月) □□□□/□□ B14

5. 你控制或治疗高血脂的措施：

5.1 控制饮食	①否	②是	□ B14a
5.2 增加身体活动(如做家务、体育锻炼等)	①否	②是	□ B14b
5.3 接受药物治疗	①否	②是	□ B14c
5.4 采取其他措施________	①否	②是	□ B14d

(五)中风(脑卒中)

1. 你是否患过中风？ □ B15
①否(跳到“三、生活方式及行为”) ②是

2. 如果曾患过，请问你第一次患中风时的年龄________(周岁)？ □□ B16

三、生活方式及行为

(一)医学体检

1. 在本次调查以前，你做过医学体检吗？ □ B17
①没做过[跳到“(二)吸烟情况”] ②做过 ⑨不知道[跳到“(二)吸烟情况”]

2. 通常，你至少多久进行一次医学体检？(在本次调查之前) □ B18
①半年一次 ②1 年一次 ③2 年一次 ④3～5 年一次 ⑤6 年及以上一次
⑨记不清

3. 你进行医学体检是由于 □ B19
①单位组织 ②自己决定 ③亲友要求 ④因特殊情况(如孕、产)必须检查
⑤保险提供的 ⑥其他原因

(二)吸烟情况

1. 你现在吸烟吗？ □ B20
①不吸烟(跳到问题 6) ②每天吸烟 ③不是每天吸烟
⑨不知道[跳到“(三)被动吸烟”]

2. 你最初开始吸烟的年龄(周岁)? □□ B21

3. 你最主要吸下列哪种烟? □ B22

①过滤嘴香烟　②没有过滤嘴香烟　③雪茄

④烟斗或水烟袋　⑤手卷烟或旱烟　⑥其他

4. 你平均每周吸这种烟多少支/两? □□□支 B23/ □□.□两 B24

5. 你是否曾经戒过烟(至少连续两年不吸烟)? ①否　②是 □ B25

6. 你以前每天吸烟、不是每天吸烟、还是从不吸烟? □ B26

①不吸烟　②每天吸烟　③不是每天吸烟

(三)被动吸烟(现在不吸烟者回答此部分问题)

1. 和你一起生活或工作的人中有人吸烟吗? □ B27

①否[跳到"(四)饮酒情况"]　②是

2. 通常,平均每周被动吸烟超过15分钟的天数? □ B28

①0天　②平均每周1~2天　③平均每周3~5天　④几乎每天　⑨不清楚

(四)饮酒情况

请回忆在过去12个月里,你是否喝过以下酒类,并估计这些酒类的平均饮用量和次数

	酒类名称	是否喝	饮酒次数				平均每次饮用量(两)
		1否 2是	次/天	次/周	次/月	次/年	
1	低度白酒(≤38度)	□ B29	□ B29a	□ B29b	□ B29c	□□ B29d	□□□.□ B30
2	高度白酒(>38度)	□ B31	□ B31a	□ B31b	□ B31c	□□ B31d	□□□.□ B32
3	黄酒	□ B33	□ B33a	□ B33b	□ B33c	□□ B33d	□□□.□ B34
4	米酒	□ B35	□ B35a	□ B35b	□ B35c	□□ B35d	□□□.□ B36
5	啤酒	□ B37	□ B37a	□ B37b	□ B37c	□□ B37d	□□□.□ B38
6	葡萄酒	□ B39	□ B39a	□ B39b	□ B39c	□□ B39d	□□□.□ B40
7	其他	□ B41	□ B41a	□ B41b	□ B41c	□□ B41d	□□□.□ B42

四、家族史(①否　②是　③无兄弟姐妹　⑨不详)

	祖父/外祖父	祖母/外祖母	父亲	母亲	兄弟/姐妹
1. 高血压	□ B43	□ B44	□ B45	□ B46	□ B47
2. 冠心病	□ B48	□ B49	□ B50	□ B51	□ B52
3. 脑卒中	□ B53	□ B54	□ B55	□ B56	□ B57
4. 糖尿病	□ B58	□ B59	□ B60	□ B61	□ B62

五、晒太阳

过去一年内的不同季节里,你通常白天在户外活动时间为几个小时(平均每天)?

冬季:白天在户外活动的小时数 □□.□ B62a

春季或秋季:白天在户外活动的小时数 □□.□ B62b

夏季:白天在户外活动的小时数 □□.□ B62c

六、孕妇状况

1. 你现在怀孕几周了？ □□ B63
2. 你这次是第几次怀孕？（如果是第1次怀孕，跳至4）□□ B64

   距上次怀孕几个月？ □□ B64a
3. 你以前生育过几胎？ □□ B65
4. 你怀孕前的体重是多少公斤？ □□.□ B66
5. 本次怀孕期间饮食情况

   5.1 你昨天吃了几顿饭？ □ B67a

   5.2 怀孕后，每天的食物摄入总量较怀孕前是否有变化？ □ B67b

   ①减少 ②没变化 ③增加 ⑨不清楚

   5.2.1 你有没有控制过每天的食物摄入总量？ □ B67c

   ①没有控制 ②有意识的增加 ③有意识的减少 ⑨不清楚

   5.3 怀孕后，你的口味有没有变化？ □ B67d

   ①没变化 ②偏酸 ③偏甜 ④偏苦 ⑤偏辣 ⑥偏咸 ⑨不清楚

   5.4 怀孕期间你是否经常（每周≥4天）吃零食？ □ B67e

   ①不吃（跳至6） ②吃 ⑨不清楚（跳至6）

   5.4.1 与怀孕前相比，你现在平均吃零食的量是否有变化？ □ B67f

   ①减少 ②没变化 ③增加 ⑨不清楚
6. 在本次怀孕之前的半年内，你是否服用过下列营养素补充剂？服用的原因？

B68a	补充剂	是否服用 B68b ①否 ②是（回答 B68c） ⑨不清楚	服用原因 B68c（可以多选） ①医生建议 ②亲友建议 ③自认为需要 ④广告宣传 ⑤其他
6.1	叶酸制剂	□	□□□□□
6.2	钙制剂	□	□□□□□
6.3	铁制剂	□	□□□□□
6.4	锌制剂	□	□□□□□
6.5	维生素 A	□	□□□□□
6.6	维生素 D	□	□□□□□
6.7	B族维生素	□	□□□□□

7. 你是否做过婚前或孕前检查？ □ B69

   ①只做过婚前检查 ②只做过孕前检查 ③做过婚前和孕前检查 ④均未做过 ⑨不清楚
8. 到目前为止，你参加了几次产前检查？ □□ B70
9. 你怀孕前是否被诊断为贫血（HB<120g/L）？①否 ②是 ③未检查过 ⑨不清楚 □ B71
10. 本次怀孕期间你是否被诊断过患有贫血？（HB<110g/L） □ B72a

    ①否（跳至11） ②是 ③未检查过（跳至11） ⑨不清楚（跳至11）

    10.1 如果患有贫血，属于以下哪种类型？ □ B72b

    ①轻度贫血（100～109g/L） ②中度贫血（70～99g/L）

    ③重度贫血（<70g/L） ⑨不清楚

    10.2 在怀孕第几个月被诊断为贫血？ □□ B72c

11. 本次怀孕期间你是否出现过牙龈出血的现象？①否　②是　⑨不清楚 □ B73

12. 你平均每天白天户外活动时间？ □ B74

①<0.5 小时　②0.5～1 小时　③1.1～2 小时　④2.1 小时～

13. 本次怀孕期间，你是否出现过下列情况：

13.1　小腿痉挛　①否（跳至 13.2）　②是　⑨不清楚（跳至 13.2） □ B75a

小腿痉挛出现频率　①每天　②每周　③每月　④偶尔　⑨不清楚 □ B75a1

13.2　妊娠高血压综合征　①否（跳至 13.3）　②是　⑨不清楚（跳至 13.3） □ B75b

在怀孕第几个月被诊断为妊娠高血压疾病？ □□ B75b1

13.3　妊娠糖尿病　①否（跳至 14）　②是　⑨不清楚（跳至 14） □ B75c

在怀孕第几个月被诊断为妊娠糖尿病？ □□ B75c1

14. 本次怀孕，你计划在哪里分娩？①在家分娩　②住院分娩　⑨未决定 □ B76

15. 你通过何种途径获得孕期自我保健的知识？

15.1　亲属　①否　②是 □ B77a

15.2　朋友　①否　②是 □ B77b

15.3　电视　①否　②是 □ B77c

15.4　广播　①否　②是 □ B77d

15.5　互联网　①否　②是 □ B77e

15.6　视听材料　①否　②是 □ B77f

15.7　讲座课堂等　①否　②是 □ B77g

15.8　科普书、报纸、刊物、宣传册、宣传栏等　①否　②是 □ B77h

15.9　妇保、医务人员；各种医疗卫生机构　①否　②是 □ B77i

15.10　你是否知道《中国居民膳食指南》？　①否　②是 □ B77j

15.11　你是否知道《中国孕期、哺乳期妇女和0～6岁儿童膳食指南》？①否　②是 □ B77k

调查日期：________年____月____日　　□□□□/□□/□□ A14

调查员签字：___________　　审核员签字：___________

个人健康情况调查问卷填写说明
（15岁及以上）

一、一般情况

姓名：同家庭成员基本情况登记表中所有年满15周岁及以上家庭成员，要认真核对，保持与家庭成员基本情况登记表的一致性。

二、目前健康状况

（一）体重

1. 过去一年内，你通常至少多久测量一次体重（在本次调查之前）（B1）?

只要是用体重秤或其他形式的秤量过，并清楚的记得自己的体重数，即为称量过。

2. 同一年前相比，你的体重是（B2）?

被调查人尽量回忆去年的体重与今年体重的区别，调查员注意不要诱导被调查者。

3. 你认为自己的体重属于超重或者肥胖吗（B2a）

旨在询问自我感觉。

4. 在近一年内你曾试图控制体重吗（B3）?

指用节食、锻炼、服减肥药等方法减轻体重。

5. 你控制体重的方法为（B3a ~ B3d）?

此问题为多选题，要求调查员逐项询问并按规范填写。

（二）血压

1. 过去一年内，你通常至少多久测量一次血压（在本次调查之前）（B4）?

在本次调查之前，无论是血压普查还是在村、乡、县级以上医院看病或自己在家测量，若曾查过一次，即为查过，否则为未查。

2. 你是否患有高血压（B5）?

“是”是指曾测过血压并被有执业资质的医生告知为高血压。

3. 诊断年月（B6）?

指被有执业资质的医生诊断为高血压的时间，填写公历，精确到年和月。

若年份记不清，写9999；若月份记不清，写99。

4. 你最近两周内服降压药情况（B7）?

“服”指两周内基本服降压药者（两周内规律服药在10天以上），否则为“不服”。

5. 你控制或治疗高血压的措施（B7a ~ B7d）?

询问患高血压的被调查者当前采取何种控制或治疗措施。可多选。

（三）血糖

1. 在本次调查以前，你曾经测过血糖吗（B8）?

在本次调查之前，无论是普查还是医院看病或自己在家测量，若曾查过一次即为查过，否则为未查。

2. 通常，你至少多久测量一次血糖（在本次调查之前）（B8a）?

在本次调查之前，无论是普查还是在村、乡、县级以上医院看病或自己在家测量，若曾查过一次，即为查过，否则为未查。

3. 你患有糖尿病吗（B9）?

“是”应以社区/乡镇及以上医院的诊断为准。

4. 诊断年月（年/月）（B10）?

第一次被有执业资质的医生告知有糖尿病的时间，填写公历，精确到年和月。若年份记不清，写9999；若月份记不清，写99。

5. 你曾经因为糖尿病而采取下列控制或治疗措施吗（B10a～B10d）?

请调查员按当地习惯具体询问治疗情况。

（四）血脂

1. 在本次调查以前，你测过血脂吗（B11）?

在本次调查之前，无论是普查还是医院看病，若曾查过一次，即为查过，否则为未查。

2. 通常，你至少多久测量一次血脂（在本次调查之前）（B12）?

在本次调查之前，无论是普查还是在乡、县级以上医院看病，若曾查过一次，即为查过，否则为未查。

3. 你患有血脂异常（例如高胆固醇、高甘油三酯血症和混合型高脂血症）吗（B13）?

应以社区/乡镇及以上医院的诊断为准。

4. 诊断年月（年/月）（B14）?

若你已有血脂异常，要问是何时诊断的，即第一次被有执业资质的医生告知有血脂异常的时间，填写公历，精确到年和月。若年份记不清，写9999；若月份记不清，写99。

5. 你曾经因为血脂异常而采取下列控制或治疗措施吗（B14a～B14d）?

请调查员按当地习惯具体询问治疗情况。

（五）中风（脑卒中）

1. 你是否患过中风（B15）?

由有执业资质的医生诊断。

三、生活方式及行为

（一）医学体检（B17～B19）

医学体检的定义：在身体健康时主动到医疗机构或专门的体检中心对整个身体进行检查，主要目的是为了通过检查发现是否有潜在的疾病，以便及时采取预防和治疗措施。

（二）吸烟情况

1. 你现在吸烟吗（B20）?

现在吸烟，指过去30天内的吸烟行为。每天吸烟或者间断的有吸烟行为都算作现在吸烟。

2. 你最初开始吸烟的年龄（周岁）（B21）?

“开始吸烟年龄”指如现在有吸烟行为，最初开始规律吸烟的周岁年龄。

3. 你主要吸下列哪种烟（B22）?

调查员可按当地习俗做具体解释，如调查者吸烟方式有两种以上，则以最常用的为准。

4. 你平均每周吸这种烟多少支/两（B23/B24）?

若此处确切吸烟量填写B23（支），则B24填99.9；若确切吸烟量填写B24（两），则B23填999。

5. 你是否曾经戒过烟（至少连续两年不吸烟）（B25）?

如果现在吸烟者曾经有至少连续两年不吸烟的行为，则认为曾经戒过烟。

6. 你以前每天吸烟、不是每天吸烟、还是从不吸烟（B26）?

对于现在不吸烟者询问过去30天以前的吸烟行为，从而区分从来不吸烟者和已经戒烟者。

（三）被动吸烟（现在不吸烟者回答此部分问题）。

1. 和你一起生活或工作的人中有人吸烟吗（B27）?

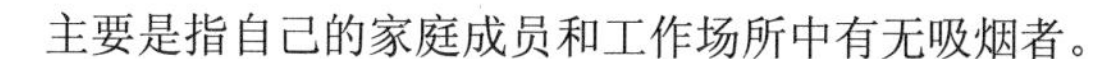

主要是指自己的家庭成员和工作场所中有无吸烟者。

2. 通常，平均每周被动吸烟超过15分钟的天数(B28)?

被动吸烟指不吸烟者吸入吸烟者呼出的烟雾，调查员可按当地习俗做具体解释。

（四）饮酒情况

请回忆在过去12个月里，你是否喝过以下酒类，并估计这些酒类的平均饮用量和次数。

问卷中的“过去12个月”是指自调查之日起的前12个月。“饮用量”一档填写个人每次平均食用量，单位为两。从来不喝的在饮用量栏内填“1”，不填写饮用次数和平均每次饮用量；在一年内喝过的填“2”，然后询问饮用次数。“饮用次数”一档包括五个小栏目，每种酒类只填其中一栏，根据对饮用次数的多少选择一项填写平均饮用次数。平均每天饮用一次以上的在“每天”一栏填写，每周饮用1～6次的在“每周”一栏填写，每月饮用1～3次的在“每月”一栏填写，每年饮用1～11次的在“每年”一栏填写。

四、家族史

由调查员向调查对象详细询问，询问时应注意当地的习惯。

五、晒太阳

要求调查对象填写过去一年内，在不同季节里白天的户外活动时间(平均每天)。此问题包括两个要点：一个是问白天，不包括晚上户外活动；另一个是指户外活动，不包括室内活动的时间。

注意：请调查员将问卷进行审核，并填写好调查日期，然后签字结束该问卷调查。

孕妇状况填表说明

孕妇调查人数和原则

每个监测点（区 / 县）调查孕妇至少 30 人。要求孕早期、孕中期、孕晚期的孕妇各占 1/3。怀孕 0～12 周为孕早期，13～27 周为孕中期，28 周及以后为孕晚期。

当监测点所调查 450 户中孕妇人数不足 30 人时，从所在区 / 县的医疗保健机构补足。

孕妇带着既往体检卡或体检化验单等参加调查询问。

1. 你现在怀孕几周了？ 从最后一次月经开始的那天算起，7 天为一周，记不清填 99。

2. 你这次是第几次怀孕？ 包括流产、引产等未成功孕育和已成功生产的次数。怀孕 2 次及以上者回答 2.1 本次怀孕距上次怀孕几个月（即本次怀孕末次月经距上次怀孕末次月经之间的时间），如距上次怀孕 1 年，则填 12 个月。记不清填 99。

3. 你生育过几胎？ 怀孕并成功分娩的活产儿胎数，包括夭折的活产儿，本次怀孕不计在内。

4. 你怀孕前的体重是多少公斤？ 怀孕 1～2 月内体检卡或怀孕前期、初期自己称量的体重，精确到 0.1 公斤；记不清楚或没有称量过填 99.9。

5. 本次怀孕期间饮食情况？

5.1　你昨天吃了几顿饭？ 填写进餐次数，如吃 4 顿饭，填 4；不知道或记不清的填 9。

5.2　怀孕后，每天的食物总摄入量较怀孕前是否有变化？ 根据实际情况选择相应选项。

你有没有控制每天的食物总摄入量？ 孕妇是否有意识的增加或减少食物摄入量，或者没有控制，按食欲想吃多少吃多少。

5.3　怀孕后，你的口味有没有变化？ 与孕前正常饮食相比，孕妇怀孕后口味是否发生了变化，如开始喜欢吃偏酸、偏甜、偏苦、偏辣、偏咸的饭菜或零食。如果没有变化选择①，说不清楚的选择⑨。

5.4　怀孕期间你是否经常（每周≥4 天）吃零食？ 正餐以外的食物和饮料（不包括水）为零食。如果吃零食则回答 5.4.1，不吃零食直接跳至问题 6。

与怀孕前相比，你现在平均吃零食的量是否有变化？ 根据回答选择相应选项。

6. 在本次怀孕之前的半年内，你是否服用过下列营养素补充剂？服用原因？

询问怀孕之前的半年内叶酸、钙、铁、锌、维生素 A、维生素 D、B 族维生素的服用情况。若没服用过相应的补充剂，选择①否；若至少服用过 1 次，选择②是；不清楚选择⑨。若服用过营养素补充剂，则继续询问使用补充剂的原因，原因可以单选或多选，将选项填入空格内，从第 1 个空格开始填写，多余的空格留空白。若服用的补充剂为复合型，如维生素 AD 胶囊，则在维生素 A 和维生素 D 项均选择服用过，并且根据服用原因分别填写完整。

7. 你是否做过婚前或孕前检查？ 指在登记结婚和（或）怀孕前到医院进行过常规婚前和（或）孕前体检。如果只做过婚前检查选 1；如果只做过孕前检查选 2；如果既做过婚前检查，又做过孕前检查选 3；如果均未做过婚前检查和孕前检查选 4；记不清填 9。

8. 到目前为止，你参加过几次产前检查？ 指定期去医院、妇幼保健院进行孕情检查的次数。记不清填 99。

9. 你怀孕前是否被诊断为贫血？ 询问怀孕之前的半年内通过常规体检或其他疾病检查时，血生化检查诊断结果。贫血：血红蛋白<120g/L。

10. 本次怀孕期间你是否被诊断为患有贫血？ 贫血诊断标准：血红蛋白<110g/L。如果孕妇曾被诊断为贫血，则询问 10.1 和 10.2。

10.1　贫血的严重程度？ 血红蛋白 100～109g/L 为轻度贫血，血红蛋白 70～99g/L 为中度贫血，血红

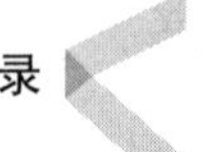

蛋白<70g/L 为重度贫血。

10.2　在怀孕第几个月被诊断为贫血？如怀孕 3 个月时被诊断为贫血，则填写 03，记不清填 99。

11. 本次怀孕期间你是否出现过牙龈出血的现象？孕妇是否出现过不明原因的牙龈出血，如刷牙、咀嚼食物时，但不包括意外受伤导致的牙龈出血。

12. 你平均每天白天户外活动时间？在户外暴露于阳光的时间，包括上下班、购物、外出吃饭的路上和户外休闲、运动等。

13. 本次怀孕期间，你是否出现过下列情况：

13.1　小腿痉挛（腓肠肌痉挛），即抽筋。可以由孕妇主诉判定。如果发生过，询问 13.1.1 发生频率。选项"①每天②每周③每月"是指每天 / 每周 / 每月发生过至少一次小腿痉挛，"④偶尔"是指发生频率达不到每月一次，不确定是否发生过的选择"⑨不清楚"。

13.2　妊娠高血压疾病：指由医生诊断过的，在妊娠期出现一过性高血压、蛋白尿等症状，在分娩后即随之消失。它可分为妊娠期高血压、子痫前期、子痫和慢性高血压并发子痫前期。如果被诊断过患有妊娠高血压疾病，则询问 13.2.1 诊断时怀孕月份，月份记不清填 99。

13.3　妊娠糖尿病：指由医生诊断过的，孕妇出现生理性糖尿，尿糖为 + 或 ++，鉴别诊断需做空腹血糖。如果患有妊娠糖尿病，则询问 13.3.1 诊断时为怀孕第几个月，记不清填 99。

14. 你计划分娩的地点？调查员根据询问的实际情况选择相应选项。

15. 你通过何种途径获得孕期自我保健的知识？15.1～15.11 逐项询问。

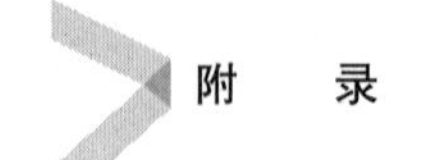

附录12　2010—2012年中国居民营养与健康状况监测——身体活动调查问卷

身体活动调查问卷

（6岁及以上）

本调查表旨在调查您在日常生活中的身体活动情况。表中的问题是针对您通常一周内进行的各种身体活动，包括与学习或工作相关的活动、交通行程、家务劳动以及闲暇时间中的各项身体活动（体育锻炼、娱乐活动）。感谢您的配合！

在下列问题中：

中等强度身体活动是指需要花费中等力气完成，用力但不感到费劲，呼吸较平常稍微加快的活动。 **重强度身体活动**是指需要花费大力气完成，感觉吃力，呼吸较平常明显加快的活动。 **体育锻炼**是指为了维持或改善自身健康状况、增强身体素质，而有计划地经常进行某些身体活动，如游泳、散步、跑步、器材健身等。

一、一般情况　　贴编码条处　ID

1. 姓名　　　　个人编码　□□A1

2. 您的职业是：①在校学生（回答1～10题）　②在职人员（回答11～21题）　□C0
③其他人员（回答22～29题）④农民（回答30a～60题）

二、在校学生

1. 通常情况下，你一周上学______天。　□C1

2. 在校期间，平均每天体育活动时间（体育课、课间操、大课间等）______分钟。　□□□C2

3. 上学期，你出行的主要方式是：　□C3
①步行　②骑自行车　③坐公交车（公共汽车、地铁、学校交通车等）
④坐私家车（汽车、摩托车、电动车，自行车）和乘出租车　⑤其他（请注明）

4. 平均每天出行时间______分钟。　□□□C4

5. 上学期，闲暇时你是否进行体育锻炼（指为了维持或改善自身健康状况、增强身体素质，而有计划地经常进行某些身体活动）？　□C5
①否（跳至8题）　②是（继续按顺序回答）

6. 上学期，你平均每周有______天闲暇时进行每次至少10分钟<u>中等强度及以上</u>的锻炼[如快步走、舞蹈、跑步、游泳、跳绳、滑冰、打球（篮球、乒乓球、羽毛球等）、跆拳道、跳房子、丢沙包、跳皮筋等室外游戏等]。　□C6
平均每天进行这些锻炼的总时间是______分钟。　□□□C6a

7. 上学期，你平均每周有______天闲暇时进行每次至少20分钟<u>重强度</u>的锻炼[如跑步、跳绳、滑（旱）冰、游泳、羽毛球（比赛）、打篮球（比赛）、排球（比赛）、踢足球（比赛）、跆拳道、爬山等]。
□C7

8. 你平均每天做家务______分钟。　□□□C8

9. 闲暇时，你平均每天静坐（看电视、使用电脑、玩电子游戏、阅读、写作业等）时间______小时，

□□.□ C9

其中，写作业______小时。 □.□ C9a

10. 你平均每天睡觉______小时。 □□.□ C10

三、在职人员（指有工作的人员）

11. 平均每周工作______天。 □ C11

12. 每天工作______小时， □□.□ C12

其中坐______小时。 □□.□ C12a

13. 您的工作强度是： □ C13

①轻度（75% 时间坐或站立，25% 时间站着活动，如：办公室工作、修理电器钟表、售货员、酒店服务员、化学实验操作、讲课等）

②中度（25% 时间坐或站立，75% 时间从事中等强度的特殊职业活动，如：学生日常活动、机动车驾驶、电工安装、车船操作、金工切割等）

③重度（40% 时间坐或站立，60% 时间从事重强度特殊职业活动，如：非机械化农业劳动、炼钢、舞蹈、体育运动、装卸、采矿等）

14. 您最近 3 个月的出行方式主要是： □ C14

①步行　②骑自行车 / 三轮车　③坐公交车（公共汽车、地铁、班车等）

④开 / 坐私家车（汽车、摩托车、电动车）或乘出租车　⑤其他（请注明）

15. 平均每天出行时间______分钟。 □□□ C15

16. 最近 3 个月内，闲暇时您是否进行体育锻炼（指为了维持或改善自身健康状况、增强身体素质，而有计划地经常进行某些身体活动）？ □ C16

①否（跳至 19 题）　②是（继续按顺序回答）

17. 最近 3 个月内，您平均每周有______天闲暇时进行每次至少 10 分钟中等强度及以上的锻炼[如快步走、跑步、游泳、爬山、健身操 / 舞蹈，打球（乒乓球、羽毛球、足球、网球等）、武术等]。 □ C17

平均每天进行这些锻炼的总时间是______分钟。 □□□ C17a

18. 最近 3 个月内，您平均每周有______天闲暇时进行每次 20 分钟重强度的锻炼[如跑步、游泳、爬山、有氧健身操、羽毛球（比赛）、网球（单打）、壁球、跳绳、攀岩、滑（旱）冰、滑雪、跆拳道等]。

□ C18

19. 您平均每天做家务______分钟。 □□□ C19

20. 闲暇时，您平均每天静坐（看电视、使用计算机、阅读、打牌等）时间______小时。

□□.□ C20

21. 你平均每天睡觉______小时。 □□.□ C21

四、其他人员

22. 您最近 3 个月的出行方式主要是： □ C22

①步行　②骑自行车 / 三轮车　③坐公交车（公共汽车、地铁等）

④开 / 坐私家车（汽车、摩托车、电动车）和乘出租车

⑤不出行（跳至第 24 题）　⑥其他（请注明）

23. 平均每天出行时间______分钟。 □□□ C23

24. 最近 3 个月内，闲暇时您是否进行体育锻炼（指为了维持或改善自身健康状况、增强身体素质，而

有计划地经常进行某些身体活动)? □ C24

①否(跳至27题)　②是(继续按顺序回答)

25. 最近3个月内,您平均每周有______天闲暇时进行每次至少10分钟中等强度及以上的锻炼[如快步走、跑步、游泳、爬山、健身操/舞蹈,打球(乒乓球、羽毛球、足球、网球等)、武术等]。 □ C25
平均每天进行这些锻炼的总时间是______分钟。 □□□ C25a

26. 最近3个月内,您平均每周有______天闲暇时进行每次至少20分钟重强度的锻炼[如跑步、爬山、游泳、有氧健身操、羽毛球(比赛)、网球(单打)、壁球、跳绳、攀岩、滑(旱)冰、滑雪、跆拳道等]。 □ C26

27. 您平均每天做家务______分钟。 □□□ C27

28. 闲暇时,平均每天静坐(看电视、使用计算机、阅读、打牌等)时间______小时。 □□.□ C28

29. 你平均每天睡觉时间______小时。 □□.□ C29

五、农民

30a. 你属于:□ C30a

①不以农活为主,每年有6个月以上到私人/乡镇/国有企业等打工,或自己做生意(这部分人群回答第30～40题)

②以农活为主,每年有6个月以上从事农业劳动(这部分人群回答第41～52题)

③不干农活,也不打工/做生意,以做家务为主(这部分人群回答第53～60题)

(一)不以农活为主,每年有6个月以上到私人/乡镇/国有企业等打工,或自己做生意

30. 平均每周工作______天。 □ C30

31. 每天工作______小时, □□.□ C31
其中坐______小时。 □□.□ C31a

32. 您的工作强度是: □ C32

①轻度　(75%时间坐或站立,25%时间站着活动,如:办公室工作、修理电器钟表、售货员、酒店服务员、工厂流水线作业、保安等)

②中度　(25%时间坐或站立,75%时间从事中等强度的特殊职业活动,如:城市绿化、环卫劳动、大型卡车/铲车/起重机等驾驶、电工安装、车船操作、金工切割等)

③重度　(40%时间坐或站立,60%时间从事重强度特殊职业活动,如:非机械化农业劳动、炼钢、建筑、装卸、采矿等)

33. 您最近3个月的出行方式主要是: □ C33

①步行　②骑自行车/三轮车　③坐公交车(公共汽车、地铁、班车等)

④开/坐私家车(汽车、摩托车、电动车)或乘出租车　⑤其他(请注明)

34. 平均每天出行时间______分钟。 □□□ C34

35. 最近3个月内,闲暇时您是否进行体育锻炼(指为了维持或改善自身健康状况、增强身体素质,而有计划地经常进行某些身体活动)? □ C35

①否(跳至38题)　②是(继续按顺序回答)

36. 最近3个月内,您平均每周有______天闲暇时进行每次至少10分钟中等强度及以上的锻炼[如快步走、跑步、游泳、爬山、健身操、秧歌、腰鼓、打球(乒乓球、篮球等)、武术等]。 □ C36
平均每天进行这些锻炼的总时间是______分钟。 □□□ C36a

37. 最近3个月内,您平均每周有______天闲暇时进行每次20分钟重强度的锻炼[如跑步、游泳、爬

山、有氧健身操、腰鼓(节奏快、幅度大)、篮球和羽毛球(比赛)、跳绳等]。 □ C37

38. 您平均每天做家务______分钟。 □□□ C38

39. 闲暇时，您平均每天静坐(看电视、使用计算机、阅读、打牌等)时间______小时。 □□.□ C39

40. 你平均每天睡觉______小时。 □□.□ C40

(二)以农活为主，每年有6个月以上从事农业劳动

41. 过去一年，农忙______个月? □□.□ C41

42. 农忙时您的劳动强度是: □ C42

①轻度 (75%时间坐或站立，25%时间站着活动，如:坐着剥玉米、摘花生、编织等)

②中度 (25%时间坐或站立，75%时间从事中等强度的农活，如:拔草、采摘、剪树、播种、捕鱼)

③重度 (40%时间坐或站立，60%时间从事重强度农活，如:非机械化农业劳动——收割、挖掘、翻地、砍木头等)

43. 过去一年，农闲______个月? □□.□ C43

44. 农闲时您的劳动强度是: □ C44

①轻度 (75%时间坐或站立，25%时间站着活动，如:坐着剥玉米、摘花生、编织等)

②中度 (25%时间坐或站立，75%时间从事中等强度的农活，如:拔草、采摘、剪树、播种、捕鱼);

③重度 (40%时间坐或站立，60%时间从事重强度农活，如:非机械化农业劳动——收割、挖掘、翻地、砍木头等)

45. 您最近3个月的出行方式主要是: □ C45

①步行 ②骑自行车、三轮车 ③坐公交车(公共汽车等)

④开/坐私家车(汽车、摩托车、电动车、拖拉机等)

⑤不出行(跳至第47题) ⑥其他(请注明)

46. 平均每天出行时间______分钟。 □□□ C46

47. 最近3个月内，闲暇时您是否进行体育锻炼(指为了维持或改善自身健康状况、增强身体素质，而有计划地经常进行某些身体活动)? □ C47

①否(跳至50题) ②是(继续按顺序回答)

48. 最近3个月内，您平均每周有______天闲暇时进行每次至少10分钟中等强度及以上的锻炼[如快步走、跑步、游泳、爬山、健身操、秧歌、腰鼓、打球(乒乓球、篮球等)、武术等]。 □ C48

平均每天进行这些锻炼的总时间是______分钟。 □□□ C48a

49. 最近3个月内，您平均每周有______天闲暇时进行每次至少20分钟重强度的锻炼[如跑步、爬山、游泳、有氧健身操、腰鼓(节奏快、幅度大)、篮球和羽毛球(比赛)、跳绳等]。 □ C49

50. 您平均每天做家务______分钟。 □□□ C50

51. 闲暇时，平均每天静坐(看电视、使用计算机、阅读、打牌等)时间是______小时。 □□.□ C51

52. 你平均每天睡觉______小时。 □□.□ C52

(三)不做农活，也不打工/做生意，以家务为主的农民

53. 您最近3个月的出行方式主要是: □ C53

①步行 ②骑自行车/三轮车 ③坐公交车(公共汽车等)

④开/坐私家车(汽车、摩托车、电动车、拖拉机等)

⑤不出行(跳至第55题) ⑥其他(请注明)

54. 平均每天出行时间______分钟。 □□□ C54

55. 最近3个月内，闲暇时您是否进行体育锻炼（指为了维持或改善自身健康状况、增强身体素质，而有计划地经常进行某些身体活动）？ □ C55

①否（跳至58题） ②是（继续按顺序回答）

56. 最近3个月内，您平均每周有______天闲暇时进行每次至少10分钟中等强度及以上的锻炼［如快步走、跑步、游泳、爬山、健身操、秧歌、腰鼓、舞龙舞狮，打球（乒乓球、羽毛球、篮球等）、武术等］。 □ C56

平均每天进行这些锻炼的总时间是______分钟。 □□□ C56a

57. 最近3个月内，您平均每周有______天闲暇时进行每次至少20分钟重强度的锻炼［如跑步、爬山、游泳、有氧健身操、腰鼓（节奏快、幅度大）、篮球和羽毛球（比赛）、跳绳等］。 □ C57

58. 您平均每天做家务______分钟。 □□□ C58

59. 闲暇时，平均每天静坐（看电视、使用计算机、阅读、打牌等）时间是______小时。 □□.□ C59

60. 你平均每天睡觉______小时。 □□.□ C60

调查时间：______年____月____日 □□□□ /□□ /□□ A14

调查员签字：____________ 审核员签字：____________

身体活动调查问卷填写说明
（6岁及以上）

身体活动的调查原则：

1. 询问通常情况下的身体活动情况。

2. 在填写时间或天数时，如果调查对象回答1～2小时，则记录为1.5小时，回答为2～4天的，记录为3天，其他依次类推。

3. 请注意所填写数字的单位，有的为小时，有的为分钟，不要弄混。

4. 遇到特殊情况，请立即与问卷审核人员或调查组负责人联系。

一般情况

您的职业是：

在校学生是指现阶段在各类学校就读的学生，不包括不脱产的硕/博士研究生，这部分人员回答1～10题；在职人员指现阶段有工作的**有城市户口的居民**，包括不脱产的硕士/博士研究生，这部分人员回答11～21题；其他人员指家务、待业、离退休人员、下岗等不能归类到上述两类的**城市居民**，这部分回答22～29题；农民指为农村户口的居民，这部分人群回答30a～60题。

在校学生：

"在校学生"指现阶段在各类学校就读的学生，不包括不脱产的硕/博士研究生。

1. 通常情况下，一周上学______天。

针对中小学生："上学"指国家规定的一周上课天数，不包括周末自行参加补习班或辅导班。不能为0。不能超过7。针对中专、技校、大专、大学及以上学生："上学"指一周有课的天数，不能超过7天。

2. 在校期间，平均每天体育活动时间（体育课、课间操、大课间等）______分钟。

体育活动时间包括体育课、课间操、早操、大课间等时间内参加了体育活动的时间，下课静坐休息则不计算在内。例如：每周上学5天，每周2节体育课每节40分钟，每天的课间操为20分钟、参加了活动的课间为30分钟。那么，此题应填2*40/5+20+30=66分钟。没有，填0。平均每天体育活动时间，原则上应该超过30分钟，如果不到30分钟，需仔细询问，看看是否是因为生病或其他原因的"免体"（免上体育课）学生，并请备注在后面。同时，每天体育活动时间原则上不能超过180分钟，超过180分钟的需仔细询问，体育生备注在后面。

3. 上学期，你出行的主要方式是？

出行方式：指最近3个月主要的交通方式。包括上下学、所有外出购物、走亲访友和去公园郊游时的路途中采用的交通方式。如果采取多种出行方式，以出行时间最长的方式作为主要出行方式，如果两种出行方式时间完全相同，则以步行优先记录，其次为骑自行车、坐公交车、坐私家车等。

4. 平均每天出行时间是______分钟。

指所有交通方式共花费的时间，包括上下学途中、所有外出购物、走亲访友和去公园郊游时路途中花费的行程时间，但在商场里选购物品和在公园里游玩时的时间除外！

如一周只出去30分钟，则折算成每天的时间即30/7=4分钟（四舍五入，保留整数）。如果为住宿生，则将每周上学和回家1次的总时间平均到7天，如周日从家到学校坐车60分钟，周五从学校回家坐车60分钟，平均每天出行时间则是（60+60）/7=17分钟。原则是每天出行时间不能超过240分钟。

5. 上学期，闲暇时你是否进行体育锻炼？

闲暇时间：指除了在学校上课以外的时间。体育锻炼是指为了维持或改善自身健康状况、增强身体素质，而有计划地经常进行某些身体活动，不包括无计划、无目的的活动，如赶公交车等。没有，跳至第8题。

6. 上学期，你平均每周有天闲暇时进行每次至少10分钟<u>中等强度及以上</u>的锻炼，平均每天进行这些锻炼的总时间是______分钟？

中等强度及以上锻炼包括中等强度和重强度锻炼。中等强度的锻炼是指需要花费中等力气完成，用力但不吃力，呼吸较平常稍微加快的活动；重强度的锻炼是指需要花费大力气完成，感觉吃力，呼吸较平常明显加快的活动，具体活动见附表。每次持续至少10分钟的活动才计算在内，并填写每天进行中等强度及以上锻炼的总时间。

平均每天进行这些锻炼的总时间，是指在进行中等强度及以上锻炼的那些天中，而不是平均到7天。没有参加中等强度及以上身体活动或一次没有达到10分钟，两个空均填0。天数不能超过7。

每天锻炼总时间原则上不能超过240分钟。

7. 上学期，你平均每周有______天闲暇时进行每次至少20分钟重强度的锻炼？

重强度的锻炼：是指需要花费大力气完成，呼吸较平常明显增强的活动，具体活动见附表。每次持续至少20分钟的活动才计算在内。没有参加重强度身体活动或一次没有达到20分钟，填0。不能超过7天。**注：只问重强度锻炼**。

请注意：

第6题收集的中等强度及以上锻炼时间应包括第7题收集的重强度锻炼时间。

如果一个人在某天既进行了每次至少10分钟中等强度锻炼，又进行了重度锻炼，那么这一天只能算1天参加中等强度及以上的锻炼，不能算2天。

举例：小明上周进行了5天中等强度活动，平均每天30分钟，2天重度活动，平均每天20分钟，则有下列3种情况：

（1）如果小明进行的5天中等强度活动中，有2天进行了重度活动，则上周共进行了5天中等及以上活动，平均每天活动时间是(30*5+20*2)/5=38分钟。

（2）如果小明进行的5天中等强度活动中，有1天进行了重度活动，在5天之外还进行了1天的重度活动。那么，小明上周共进行了6天中等及以上的活动，平均每天活动时间是(30*5+20*2)/6=31.7分钟。

（3）如果小明进行的2天重度活动是在5天中等活动之外，则上周共进行了7天中等及以上活动，平均每天活动时间是(30*5+20*2)/7=27.1分钟。

8. 你平均每天做家务______分钟。

做家务：指在家洗衣服、洗碗、擦地等。没有，填0。农村学生应包括干农活的时间。每天做家务时间原则上不能超过180分钟。**但除学生以外的其他人员可以超过！**

9. 闲暇时，你平均每天静坐（看电视、使用电脑、玩电子游戏、阅读、写作业等）时间是______小时，其中写作业______小时。

闲暇静坐时间：指除学校上课以外的静坐时间，如阅读、使用电脑、看电视、写作业等，即第一个空格与第二个空格是包含关系。每天静坐时间原则上不能超过5小时（**注：不包括坐车时间**），**但除学生以外的其他人员可以超过（如打麻将等）**。

10. 你平均每天睡觉______小时。

睡眠时间：包括午睡时间、夜晚睡眠的时间。不能为0。原则上在4～12小时。如果年龄小不能回答睡了多少小时，应询问晚上通常几点上床睡觉，早上通常几点起床，调查员根据孩子的回答计算出睡眠时间。午睡时间同样询问。

在职人员：

在职人员指现阶段有工作的常住**城市的居民**，包括不脱产的硕士/博士研究生。

11. 平均每周工作______天。

指通常情况下每周工作的天数。不能超过7天。

12. 每天工作______小时，其中坐______小时。

原则上每天工作时间不能超过12小时。**注：在工作期间，由于工作需要外出，路上花费的时间也属于**

工作时间，不能包括在出行时间。例如，推销员外出拜访客户等。但需要注意的是，他从家出来去第一个客户处、从最后一个客户处返回家庭的时间，需要计入他的“交通出行”里。

另外，如果护士轮班工作，每周只工作3天，每天工作24小时，“11”题则记录为每周工作3天，每天工作24小时。

13. 您的工作强度？工作强度分为轻、中、重三级：

轻度（75%时间坐或站立，25%时间站着活动，如：办公室工作、修理电器钟表、售货员、酒店服务员、化学实验操作、讲课等）；

中度（25%时间坐或站立，75%时间从事中等强度的特殊职业活动，如：学生日常活动、机动车驾驶、电工安装、车船操作、金工切割等）；

重度（40%时间坐或站立，60%时间从事重强度特殊职业活动，如：非机械化农业劳动、炼钢、舞蹈、体育运动、装卸、采矿等）；

此题需根据坐或站立的时间及从事的活动的强度综合判断。

14. 您最近3个月的出行方式主要是？

出行方式：指最近3个月主要的交通方式。包括上下班、外出购物、走亲访友和去公园郊游时的路途中采用的交通方式。如果是为了锻炼身体步行上下班，则主要出行方式仍选步行；如果是为了锻炼身体骑自行车上下班，则主要出行方式仍选择骑自行车，而且不能再重复填写到16～18题中。

第15~21题的相关说明请参照在校学生部分，但要注意第16题的逻辑跳项，以及第17题和第18题的填写请参照在校学生的第6题和第7题。

其他人员：

包括：家务、待业、离退休人员、下岗等不能归类到上述两类的城市居民。

22. 您最近3个月的出行方式主要是？

出行方式：指最近3个月主要的交通方式。包括所有外出购物、走亲访友和去公园郊游时的路途中采用的交通方式。不出行，跳至第24题。

第23~29题的相关说明请参照在校学生部分，但要注意第24题的逻辑跳项，以及第25题和第26题的填写请参照在校学生的第6题和第7题。

农民：

30a. 你属于：□ C30a

①不以农活为主，每年有6个月以上到私人/乡镇/国有企业等打工，或自己做生意（这部分人群回答第30～40题）

②以农活为主，每年有6个月以上从事农业劳动（这部分人群回答第41～52题）

③不干农活，也不打工/做生意，以做家务为主（这部分人群回答第53～60题）

将农民分为三部分：

(1) 不以农活为主，每年有6个月以上到私人/乡镇/国有企业等打工，或自己做生意。这部分人群回答第30～40题。

(2) 以农活为主，每年有6个月以上从事农业劳动。这部分人群回答第41～52题。

如果打工/做生意和做农活的时间恰好各为6个月整，则填写第30～40题。

(3) 不做农活，也不打工/做生意，以家务为主的农民。这部分人群回答第53～60题。

(一) 不以农活为主，每年有6个月以上到私人/乡镇/国有企业等打工，或自己做生意。

38. 您平均每天做家务______分钟。

家务指的是除农活以外的家务劳动，如：做饭、洗衣、扫地等。

其余题相关说明请参照在职人员内容。但要注意：

（1）35题的逻辑跳项，以及36题和37题填写请参照在校学生的第6题和第7题。

（2）由于1天只有24小时，所以，31题（每日工作时间）+ 34题（每天出行时间）+ 36题（每天锻炼时间）+ 38题（每天家务时间）+ 39题（每天静坐时间）+ 40题（每天睡眠时间）相加的总时间应不超过24小时。

（二）以农活为主，每年有6个月以上从事农业劳动。

41. 过去一年，农忙______个月？

农忙、农闲根据被调查对象的理解定义，如果无农忙农闲之分，填写农闲部分。

过去一年是指调查之日往前推一年。

42. 农忙时您的劳动强度是：指农忙时做主要**农活**的劳动强度，如耕地、除草等。

选项①　轻度（75%时间坐或站立，25%时间站着活动，如：坐着剥玉米、摘花生、编织等）。其中剥玉米是指把玉米棒子外面的玉米皮剥下来，或者是用手把玉米粒剥下来；摘花生是指用手把花生从藤上摘下来。

44. 农闲时您的劳动强度是：指农闲时做主要**农活**的劳动强度，如喂牲畜等。

选项①　轻度（75%时间坐或站立，25%时间站着活动，如：坐着剥玉米、摘花生、编织等）。其中剥玉米是指把玉米棒子外面的玉米皮剥下来，或者是用手把玉米粒剥下来；摘花生是指用手把花生从藤上摘下来。

50. 您平均每天做家务______分钟。

家务指的是除农活以外的家务劳动，如：做饭、洗衣、扫地等。

45～49、51、52题的相关说明请参照在校学生部分。但要注意：

（1）47题的逻辑跳项，以及48题和49题的填写请参照在校学生的第6题和第7题。

（2）由于1天只有24小时，所以，46题（每天出行时间）+ 48题（每天锻炼时间）+ 50题（每天家务时间）+ 51题（每天静坐时间）+ 52题（每天睡眠时间）相加总时间应小于24小时。

（三）不干农活，也不打工/做生意，以做家务为主的农民。

第53～60题相关说明请参照其他人员的内容。

附表

各项体育活动的强度说明

Met 值[单位：千卡/(公斤体重•小时)]：<3 轻度；3～6 中度；≥6 重度。

轻度
散步、钓鱼(坐着)、台球、飞镖
中等强度
水上项目 脚踏船、划船、水中有氧操、摸鱼、跳水、潜水、冲浪、漂流 **冰上项目** 滑雪(不费力的下坡)、慢速滑冰、冰壶 **陆地项目** 走路(①遛狗 ②以锻炼为目的 ③搬动物品走平路、下楼 ④搬动轻物上楼) 慢跑[小步慢跑，跑走结合(跑步<10 分钟)] 舞蹈(如芭蕾、交谊舞、桑巴、探戈、disco 等) 骑车 <20 千米/小时 射击、铁饼、链球、跳高、跳远、标枪、撑竿跳、拳击(打沙袋)、摔跤、太极 **儿童游戏** 跳房子、丢沙包、跳皮筋、蹦床、弹球、电玩城内游戏(如投篮、打地鼠、跳舞机等)、滑板、踢口袋、飞盘等 **球类** 非比赛性质的羽毛球、篮球、保龄球、足球、排球、高尔夫、乒乓球、网球(双打)、垒球
重强度
水上项目 水中走步、水球、游泳 **冰上项目** 滑雪(费力的下坡)、滑(旱)冰、速滑、冰球 **陆地项目** 走路(①>8 千米/小时 ②搬重物上楼 ③双肩背包) 跑步(<20 千米/小时)、越野赛跑 骑车(≥20 千米/小时)、骑马(有一定速度) 健身操、跳绳、爬梯子、爬山、攀岩、柔道、跆拳道、空手道、武术、拳击 **球类** 沙排、排球、羽毛球、篮球、足球等比赛 网球(单打)、壁球、橄榄球、(长)曲棍球、手球

附录13　2010—2012年中国居民营养与健康状况监测——膳食调查问卷

贴编码条处　ID

户主姓名

家庭住址 省 / 自治区 / 直辖市

市 / 县 / 区

街道 / 乡

居委会 / 村

门牌号

入户访问时间：

月	日	入户时间	出户时间	调查员姓名
		:	:	
		:	:	
		:	:	
		:	:	

调查日期:________年____月 __日　　　□□□□/□□/□□ A14

调查员签名:　　　　　　　　　　　　　审核员签名:

膳食调查问卷填写说明

膳食调查是本次调查的一个重要内容。其目的在于了解不同地区、不同时间居民的饮食习惯，所食用的食物种类及数量，为评价营养状况提供依据。

（一）调查准备

1. 膳食调查是一项牵涉面广，花费时间多，需要细致认真地进行的工作。调查者必须得到居民的配合才能取得可靠、准确的数据。因此，调查之前要做好宣传工作，向居民说清调查的目的和方法，取得被调查对象的支持。

2. 现场调查人员必须经过严格培训，掌握统一方法和技术要求，合格后上岗。

3. 调查员应该了解本地食物供应情况，了解市场主副食品的品种、供应情况及单位重量。如要了解当地食物的生重、熟重、体积等之间的关系，这三者之间的概念要明确。如一斤大米煮多少斤米饭、生熟之间的比值是什么？要根据当地煮饭习惯做好调查，做到心中有数。若使用米的编码，记录的食物量应是原料米的量。若使用米饭的编码，记录的食物量应是熟米饭的量。这是非常重要的，需在调查之前搞清楚，才能对一定量的熟食（如一碗米饭，一个馒头）估计出其原料的生重。调查之前，对于当地一些市售食品的单位重量（如一块饼干、一块蛋糕、一个面包的重量和饭摊上的油饼、包子、面条等熟重）及所有原料的重量，均需在调查之前了解清楚。本次调查提供了《膳食营养调查图谱》，该图册选取了日常生活中常吃的食物，调查员在询问调查中可参考图册中食物容器及重量估计被调查对象进食各类食物的重量。

4. 调查之前，要做好入户的准备工作，校正调查器具，准备好所需全套表格。

（二）调查方法

本次调查采用3天全家称重和个人询问两种方法，由调查员每日入户记录家庭食物购进、废弃和个人进食情况。有条件的家庭，可以请家庭成员帮助记录。

3 天家庭食用油和调味品称重登记表

食物名称	食用油 1 ______		食用油 2 ______		食用油 3 ______		食用油 4 ______		食用油 5 ______		盐		酱油		醋		糖	
食物编码 D1																		
结存量 D2（克）																		
	购进量或自产量	废弃量	购进量或自产量	废弃量	购进量或自产量	废弃量	购进量或自产量	废弃量	购进量或自产量	废弃量	购进量或自产量	废弃量	购进量或自产量	废弃量	购进量或自产量	废弃量	购进量或自产量	废弃量
	（克）D3	（克）D4	（克）D3	（克）D4	（克）D3	（克）D4	（克）D3	（克）D4	（克）D3	（克）D4	（克）D3	（克）D4	（克）D3	（克）D4	（克）D3	（克）D4	（克）D3	（克）D4
第 1 日																		
第 2 日																		
第 3 日																		
第 4 日																		
总量（克）D5																		
剩余总量（克）D6																		

3 天家庭食用油和调味品称重登记表

食物名称	料酒		甜面酱		芝麻酱		沙拉酱		味精 / 味素		鸡精 / 鸡粉							
食物编码 D1																		
结存量 D2（克）																		
	购进量或自产量	废弃量	购进量或自产量	废弃量	购进量或自产量	废弃量	购进量或自产量	废弃量	购进量或自产量	废弃量	购进量或自产量	废弃量	购进量或自产量	废弃量	购进量或自产量	废弃量	购进量或自产量	废弃量
	（克）D3	（克）D4	（克）D3	（克）D4	（克）D3	（克）D4	（克）D3	（克）D4	（克）D3	（克）D4	（克）D3	（克）D4	（克）D3	（克）D4	（克）D3	（克）D4	（克）D3	（克）D4
第 1 日																		
第 2 日																		
第 3 日																		
第 4 日																		
总量（克）D5																		
剩余总量（克）D6																		

注：如果家庭中食用的油或调味品不包括在上表列出的名单中，请在空列中填写（如黄酱、番茄酱、五香粉等）。

3天家庭食用油和调味品称重登记表填表说明

1.（D1）食物编码：按照营养与食品安全所编制食物编码填写（详见本手册附件）。

2. 食物名称：指各种现存的食用油和调味品名称。

3.（D2）结存量（克）：各种食用油和调味品调查前现存多少量。

4. D3为每日购进哪些食用油和调味品？有多少量？

5. D4为每日废弃哪些食用油和调味品？有多少量？

6. 计算三天食用油和调味品的购进和废弃总量，填入表中D5。

7. 剩余总量（D6）（克）：调查三天结束时，将每种食物的剩余部分称量后填入相应的格。

3天家庭烹调用餐人次数登记表

姓名																					
个人编码[1]A1																					
年龄D7																					
性别[2]D8																					
生理状况[3]D9																					
劳动强度[4]D10																					
时间	早 D11	中 D12	晚 D13	早 D11	中 D12	晚 D13	早 D11	中 D12	晚 D13	早 D11	中 D12	晚 D13	早 D11	中 D12	晚 D13	早 D11	中 D12	晚 D13	早 D11	中 D12	晚 D13
第1日																					
第2日																					
第3日																					
第4日																					
用餐人次总数																					
餐次比D14																					
人日数D15																					

注：1. A1：客人行号填-1～-9

2. D8：1. 男　2. 女

3. D9：生理状况　1. 正常　2. 孕妇　3. 乳母

4. D10：劳动强度分级　**职业工作时间分配**　**工作内容举例（劳动强度，尤其是农民劳动强度的确定）**

劳动强度分级	职业工作时间分配	工作内容举例
1：轻	75%时间坐或站立25%时间特殊职业活动	办公室工作、修理电器钟表、售货员、酒店服务员、化学实验操作、讲课等
2：中	25%时间坐或站立75%时间特殊职业活动	学生日常活动、机动车驾驶、电工安装、车床操作、金工切割等
3：重	40%时间坐或站立60%时间特殊职业活动	非机械化农业劳动、炼钢、舞蹈、体育运动、装卸、采矿等

5. D11～D13：用餐记录　0. 在外用餐（或虽在家用餐但不是家庭烹调）　1. 在家用餐（且至少有一种食物在家烹调）×. 不吃该餐

3天家庭用餐人次数登记表填表说明

1. 个人编码（A1）：将住户调查表中所有家庭成员的姓名及编码记录在头两列，要认真与住户调查表核对，保持每个人与住户调查表的一致性是非常重要的。在家进餐的客人不要遗漏，行号用 -1～-9。

2. 年龄（D7）：要与家庭成员基本信息登记表一致。

3. 性别（D8）：男性在方格中填代号 1，女性填代号 2。也应与住户调查表完全一致。各点负责人应随时检查。

4. 劳动强度（D10）：按表中编码类别填写，若编码说明和工作手册中没包括进来，调查员可根据其劳动强度的大小，归入相应的类别。

5. D11 在家烹调用餐登记栏中记录各调查日早餐是否在家烹调且在家用餐。

6. D12 在家烹调用餐登记栏中记录各调查日午餐是否在家烹调且在家用餐。

7. D13 在家烹调用餐登记栏中记录各调查日晚餐是否在家烹调且在家用餐。

8. 用餐人次总数，分别计算该成员三天早、午、晚餐食用次数。

9. D14 被调查者的餐次比，应该根据其具体进餐情况确定其餐次比。一般可按早餐 0.20，午餐 0.40，晚餐 0.40，即分别填入 0.20、0.40、0.40。如果三餐的比例基本相同，可以记录为 0.30、0.30、0.40。若有人每日只用餐两次（如午、晚或早、晚）这样每餐比例为 0.50。学龄前儿童可按每餐 0.33 计算（一般餐次比以主食计算，如某人早餐吃面包 2 两、米粥 1 两，中午吃 4 两米饭，晚上吃 4 两米饭，一天吃主食 11 两，一天餐次比的计算，早餐：3÷11=0.28；中餐：4÷11=0.36；晚餐：4÷11=0.36。也有人早上只吃牛奶、鸡蛋，不吃主食，其他餐次也以副食为主，很少吃主食，这种情况可根据总进食量综合分析，决定餐次比）。

10. 折合人日数（D15）：一个人 24 小时为一个人日，如果习惯上每日只吃两餐或者由于特殊情况（如重体力劳动，夜班生产等），每日多于三餐者也为一个人日，（D16）计算可以分为三步进行，①先分别计算出调查 3 天中在家吃的早饭、午饭、晚饭的总次数。②分别用各餐总次数分别乘以各餐次的餐次比。从而得到调查三天中在家吃的早饭、午饭、晚饭分别相当于多少个人日数。③把各餐次的人日数相加，从而得到总的折合人日。

24小时正餐回顾询问表
（2岁及以上者）

姓名　　　　　　　　　　　　　　　　个人编码□□ A1

当日人日数　　　　　　　　　　　　　　　　　　　　　　□.□ E1

调查日　1. 第一天　2. 第二天　3. 第三天　　　　　　　　□ E2

编号	食物名称	原料名称	原料编码 E3	原料重量（克） E4	市售品或可食部 E4a	进餐时间 E5	进餐地点 E6	制作方法 E7	制作地点 E8
1									
2									
3									
4									
5									
6									
7									
8									
9									
10									
11									
12									
13									
14									
15									
16									
17									
18									
19									
20									
21									
22									
23									
24									
25									
26									
27									
28									
29									
30									

注：E4a：1. 市售品　2. 可食部

E5：1. 早餐　3. 午餐　5. 晚餐

E6：1. 在家　2. 单位　3. 饭馆　4. 亲戚/朋友家　5. 学校或幼儿园　6. 摊点　7. 其他

E7：1. 煮　2. 炒　3. 炸　4. 蒸　5. 烙　6. 熟食　7. 烤　8. 生吃　9. 其他

E8：1. 在家　2. 单位　3. 饭馆　4. 亲戚/朋友家　5. 学校或幼儿园　6. 摊点　7. 其他

24小时正餐回顾询问表填表说明

此调查表每人每日一张，对象为2岁以上的被调查者。首先将住户调查表中的个人编码及姓名抄到表头，要严格核对。家庭成员无论在家或是在外用正餐的各种食物和饮料均应填入此表，不得遗漏。客人不询问此表。

调查员每日入户询问当日进餐情况，要求每日入户一次，以免时间长，被调查者忘记所吃食物。若被调查户配合，可以请住户成员帮助，自己登记每天进食的种类及数量（填写膳食记录表），然后再由调查员进行核实，填入调查表。这样连续调查三天。

1. E1：此人日数与家庭用餐人次登记表的意义不同，包括在家、在外吃饭的总人日数。不论在家或在外，只要吃了某餐，即该餐人次记为1。根据餐次比分配，用某人某日的早、中、晚用餐人次 * 餐次比即为当日人日数。

比如：该人某日没吃早餐，在外吃的午餐，在家吃的晚餐，则该人当日人日数为：0*0.2+1*0.4+1*0.4=0.8。

2. 市售品或可食部（E4a）：市售品是指从市场上购买的没有去掉不可食用部分的食物重量；可食部是指去掉食物中不可食用部分后剩余的食物重量。

3. 进餐时间（E5）：按该表下编码中的代码填写每餐的进餐时间。

4. 原料编码：按每种菜谱构成写出原料名称，并填写相应的原料编码（E3）。填写原料编码时，注意核实编码是生食还是熟食，比如馒头，原料是面粉，当填编码时要明确是面粉的编码，还是馒头的编码。若是面粉的编码，食物名称写面粉，重量也按面粉计。若是馒头的编码，食物名称栏应该填馒头，进食量应按馒头的实际量填写。要注意不要遗漏进食量少的食物种类和数量。如午餐吃猪肉沫炒圆白菜，不能忽略菜中的肉沫的量。至于每餐的调味品，不必询问，只在家庭食用油和调味品称重登记表中称重记录全家消耗即可。

5. 原料重量（E4）：吃了多少量？按照克记录，每天按餐记录，每餐之间用空格隔开。

6. 进餐地点（E6）：按表下编码中的代码填写进餐地点。

7. 制作方法（E7）：了解这种食物是如何制作的，以主要制作方法为准，用表下编码的代码填写。

8. 制作地点（E8）：这种食物是在何处制作的，见表下编码，按相应的代码填写。

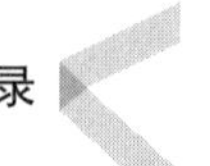

正餐以外的零食、饮料和营养素补充剂的消费询问表
（2岁及以上）

姓名　　　　　　　　　　　　　　　　　　　　　　　个人编码□□ A1

调查日　1. 第一天　2. 第二天　3. 第三天　　　　　　　　　　　　　□ E2

<table>
<tr><th></th><th>编码</th><th>时间
E5</th><th>食物名称</th><th>食物编码
E3</th><th colspan="2">数量（克）
E4</th><th>市售品或可食部
E4a</th><th>地点
E6</th></tr>
<tr><td rowspan="15">零食和饮料</td><td>1</td><td></td><td></td><td></td><td colspan="2"></td><td></td><td></td></tr>
<tr><td>2</td><td></td><td></td><td></td><td colspan="2"></td><td></td><td></td></tr>
<tr><td>3</td><td></td><td></td><td></td><td colspan="2"></td><td></td><td></td></tr>
<tr><td>4</td><td></td><td></td><td></td><td colspan="2"></td><td></td><td></td></tr>
<tr><td>5</td><td></td><td></td><td></td><td colspan="2"></td><td></td><td></td></tr>
<tr><td>6</td><td></td><td></td><td></td><td colspan="2"></td><td></td><td></td></tr>
<tr><td>7</td><td></td><td></td><td></td><td colspan="2"></td><td></td><td></td></tr>
<tr><td>8</td><td></td><td></td><td></td><td colspan="2"></td><td></td><td></td></tr>
<tr><td>9</td><td></td><td></td><td></td><td colspan="2"></td><td></td><td></td></tr>
<tr><td>10</td><td></td><td></td><td></td><td colspan="2"></td><td></td><td></td></tr>
<tr><td>11</td><td></td><td></td><td></td><td colspan="2"></td><td></td><td></td></tr>
<tr><td>12</td><td></td><td></td><td></td><td colspan="2"></td><td></td><td></td></tr>
<tr><td>13</td><td></td><td></td><td></td><td colspan="2"></td><td></td><td></td></tr>
<tr><td>14</td><td></td><td></td><td></td><td colspan="2"></td><td></td><td></td></tr>
<tr><td>15</td><td></td><td></td><td></td><td colspan="2"></td><td></td><td></td></tr>
<tr><td rowspan="10">营养素补充剂</td><td></td><td>时间
E5</td><td>品名</td><td>食物编码
E3</td><td>服用单位E9</td><td>数量
E10</td><td colspan="2">每单位重量（克）E11</td></tr>
<tr><td>16</td><td></td><td></td><td></td><td></td><td></td><td colspan="2"></td></tr>
<tr><td>17</td><td></td><td></td><td></td><td></td><td></td><td colspan="2"></td></tr>
<tr><td>18</td><td></td><td></td><td></td><td></td><td></td><td colspan="2"></td></tr>
<tr><td>19</td><td></td><td></td><td></td><td></td><td></td><td colspan="2"></td></tr>
<tr><td>20</td><td></td><td></td><td></td><td></td><td></td><td colspan="2"></td></tr>
<tr><td>21</td><td></td><td></td><td></td><td></td><td></td><td colspan="2"></td></tr>
<tr><td>22</td><td></td><td></td><td></td><td></td><td></td><td colspan="2"></td></tr>
<tr><td>23</td><td></td><td></td><td></td><td></td><td></td><td colspan="2"></td></tr>
<tr><td>24</td><td></td><td></td><td></td><td></td><td></td><td colspan="2"></td></tr>
</table>

注：E4a：1. 市售品　2. 可食部

E5：2. 上午　4. 下午　6. 晚上

E6：1. 在家　2. 单位　3. 饭馆　4. 亲戚/朋友家　5. 学校或幼儿园　6. 摊点　7. 其他

E9：1. 片/粒　2. 勺　3. 毫升　4. 滴　5. 袋　6. 其他

3天正餐以外的零食、饮料和营养素补充剂的消费询问表填表说明

此调查表是询问每人正餐以外的零食、饮料（仅指能有能量和营养素贡献的饮料；水和茶水不包括在调查内）及营养素补充剂（包括有营养素补充作用的保健食品）的消费量。

此调查表每人一张，对象为2岁以上的被调查者。首先将住户调查表中的个人编码及姓名抄到表头，要严格核对。客人不询问此表。

1. 市售品或可食部（E4a）：市售品是指从市场上购买的没有去掉不可食用部分的食物重量；可食部是指去掉食物中不可食用部分后剩余的食物重量。

2. 进餐时间（E5）：按该表下编码E5中的代码填写每餐的进餐时间。

3. 食物编码（E3）：参照附件中的食物编码表，选择相应的编码，如果有编码，按照所对应的食物名称填写在食物编码栏中，如果没有相应的编码，使用相近的食物编码代替。

4. 服用单位（E9）：根据所服用营养素补充剂的类型，选择相应的服用单位，并记录服用单位数量（E10）及每单位重量（E11）。

5. 进餐地点（E6）：按表下编码E6中的代码填写进餐地点。

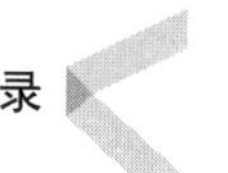

附录14　2010—2012年中国居民营养与健康状况监测——食物频率调查问卷

食物频率调查问卷
（6岁及以上）

贴编码条处　ID

一、一般情况

姓名　　　个人编码□□ A1

二、食物频率调查

1. 过去一周进餐习惯

F1	过去一周进餐次数 F2	过去一周在餐馆进餐次数 F3	过去一周在单位/学校进餐次数 F4
1. 早餐			
2. 中餐			
3. 晚餐			

2. 请回忆在过去12个月里，你是否吃过以下食物，并估计这些食物的平均食用量和次数。

	食物名称 F5	是否吃 F6 1　否 2　是	进食次数（选择一项）				平均每次食用量（克）F11
			次/天 F7	次/周 F8	次/月 F9	次/年 F10	
主食							
1	大米及制品（米饭/米粉等）（按生重量记录）						
2	小麦面粉及制品（馒头/面条等）（按生重量记录）						
3	其他谷类及制品（荞麦/小米等）（按生重量记录）						
4	油条、油饼						
5	其他油炸面食（炸糕、麻团等）						
6	方便面						
7	薯类（土豆/芋头/红薯等）（按生重量记录）						
8	杂豆（绿豆/红豆/花豆等）（按生重量记录）						
9	玉米面（玉米碴等）						
豆类							
10	大豆（黄豆/青豆/黑豆等）（干重）						
11	豆浆						
12	豆腐						

续表

	食物名称F5	是否吃F6 1　否 2　是	进食次数（选择一项）				平均每次食用量（克）F11
			次/天F7	次/周F8	次/月F9	次/年F10	
13	腐乳（臭豆腐乳、大块腐乳等）						
14	即食豆制品						
15	其他豆制品						
16	腐竹类（包括腐竹、油皮等）（干重）						
蔬菜类（按生重量记录）							
17	鲜豆类蔬菜（扁豆、豆角、四季豆、豇豆等）						
18	茄果类蔬菜（茄子、西红柿、青椒等）						
19	瓜类蔬菜（黄瓜、角瓜、西葫芦等）						
20	葱蒜类（蒜苗、韭菜、小葱等）						
21	茎类蔬菜（芹菜、莴笋等）						
22	块根类（萝卜、藕、山药等）						
23	甘蓝类蔬菜（菜花、甘蓝、卷心菜等）						
24	叶类蔬菜（菠菜、油菜、小白菜、大白菜等）						
25	酱腌制蔬菜类（散装）						
26	酱腌制蔬菜类（包装）						
菌藻类							
27	食用菌非蘑菇类（木耳、银耳等）（干重）						
28	蘑菇类（金针菇、香菇、平菇、草菇等）（鲜重）						
29	紫菜（鲜重）						
30	海带（鲜重）						
水果类（按可食部重量记录）							
31	柑橘类水果（橙子、柚子、橘子等）						
32	仁果类（苹果、梨等）						
33	核果类（桃、李、枇杷、枣、杏等）						
34	小水果、浆果类（草莓、葡萄、猕猴桃等）						
35	热带水果（皮不可食）（芒果、香蕉、菠萝、荔枝）						
36	热带水果（皮可食）（杨桃等）						
37	瓜类水果（西瓜、甜瓜等）						

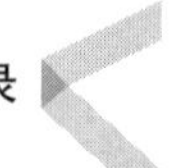

续表

	食物名称 F5	是否吃 F6 1　否 2　是	进食次数（选择一项）				平均每次食用量（克） F11
			次/天 F7	次/周 F8	次/月 F9	次/年 F10	
乳类							
38	全脂液体奶						
39	低脂、脱脂液体奶						
40	全脂奶粉						
41	低脂奶粉						
42	酸奶						
43	奶酪						
44	冰激凌						
肉类（按可食部重量记录）							
45	鲜（冻）猪肉						
46	鲜（冻）牛肉						
47	鲜（冻）羊肉						
48	鲜（冻）禽肉						
49	其他鲜冻肉类（驴肉、马肉、鸽子肉等）						
50	熟制猪肉						
51	熟制牛肉						
52	熟制羊肉						
53	熟制禽肉						
54	熟制其他畜禽肉类（驴肉、马肉、鸽子肉等）						
55	肉制品（香肠、火腿肠、午餐肉等）						
56	猪肝						
57	猪肾						
58	其他动物内脏						
水产品（按可食部生重量记录）							
59	鲫鱼						
60	鲢鱼						
61	草鱼						
62	罗非鱼						
63	其他淡水鱼						
64	黄花鱼						

续表

	食物名称F5	是否吃 F6 1 否 2 是	进食次数（选择一项）				平均每次食用量（克）F11
			次/天 F7	次/周 F8	次/月 F9	次/年 F10	
65	鲳鱼						
66	带鱼						
67	其他海水鱼						
68	虾						
69	蟹						
70	软体动物类（海蜇、贝类、螺类、鱿鱼等）						
蛋类							
71	鲜蛋（鸡蛋/鸭蛋/鹌鹑蛋等）						
72	咸鸭蛋						
73	皮蛋						
小吃、零食							
74	面包						
75	饼干						
76	奶油蛋糕						
77	其他糕点						
78	白南瓜子						
79	花生（按可食部重量记录）						
80	其他坚果（核桃、开心果、榛子等）（按可食部重量记录）						
81	巧克力						
82	油炸小食品（薯片、薯条等）						
83	膨化食品						
84	蜜饯（杨梅、无花果、枣、橄榄、金橘等蜜饯）						
85	凉果（陈皮梅、冰糖杨梅等）						
86	果脯（苹果脯、杏脯、李干果脯、什锦果脯等）						
87	话梅						
88	九制陈皮						
89	其他话化类（甘草橄榄、话李、话杏，九制杨桃）						
90	果丹类（果丹皮、陈皮丹、山楂丹等）						
91	果糕类（山楂糕、山楂条、枣糕等）						

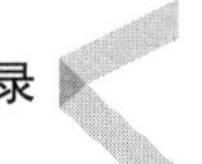

续表

	食物名称 F5	是否吃 F6 1 否 2 是	进食次数（选择一项）				平均每次食用量（克）F11
			次/天 F7	次/周 F8	次/月 F9	次/年 F10	
饮料、调味品							
92	碳酸饮料						
93	鲜榨果蔬汁						
94	果蔬汁饮料						
95	乳酸菌饮料（喜乐等）						
96	配置型乳饮料（营养快线等）						
97	咖啡						
98	茶饮料						
99	茶叶（不含水）						
100	辣椒制品（干、鲜辣椒调味制品/辣椒面/罐装剁椒等）						

3. 烹调油和调味品（每户只填写一份）

请回忆在过去一个月你们家烹调油和调味品的消费情况，**以家庭为单位**按月询问。

你家通常在一起就餐的人数？________人　　□ F12

	食用油 F13	全家食用量（克）F14		调味品 F15	全家食用量（克）F16
101	花生油		110	普通食用盐	
102	豆油		111	低钠盐	
103	菜籽油		112	酱油	
104	调和油		113	醋	
105	芝麻油		114	糖	
106	动物油		115	芝麻酱	
107	茶油、橄榄油		116	酱类（黄酱、豆瓣酱、甜面酱等）	
108	玉米油、葵花子油		117	鸡精、味精、鸡粉等	
109	其他油		118	其他调味品（请写出名称）	

食物频率调查问卷填写说明
（6岁及以上调查对象回答）

1. 过去一周进餐习惯

分早、中、晚餐分别询问过去一周7天中吃了几天早餐（午餐、晚餐），其中在餐馆中就餐了几次，在单位（学生）食堂、学校集体送餐用餐次数。

2. 请回忆在过去12个月里，你是否吃过以下食物，并估计这些食物的平均食用量和次数

2.1　食物频率法了解被调查对象在过去一年中膳食摄入的种类及数量，问卷中的“过去一年”是指自调查之日起的前十二个月。调查的目的在于了解被调查者全年各种食物的食用次数及平均食用量，按照每种食物的要求（生重量、可食部重量）记录平均的食用量，单位是**克**。从来不吃的在进食量栏内填“0”，不填写进食次数和平均每次食用量；在一年内吃过的填1，然后询问进餐次数。“进食次数”一档包括五个小栏目，每种食物只填其中一栏，根据对每种食物食用次数的多少选择一项填写平均食用次数。平均每天食用一次以上的食物在“每天”一栏填写，每周食用1～6次的食物在“每周”一栏填写，每月食用1～3次的食物在“每月”一栏填写，每年食用1～11次的食物在“每年”一栏填写。

2.2　明显季节性的食物，如调查对象在过去一年中有3个月（6～8月）吃西瓜，每次吃2斤，平均每周吃3次，即在表格平均每次食用量一栏记录“1000”，在进食次数一栏的“每年”这一列记录“36”；也可将进食次数进行折算，一年中有3个月吃西瓜，每周3次，也就是年平均每月吃3次，所以在进食次数一栏的“每月”这一列记录“3”。季节不明显，但夏季多一些，冬季少一些，如玉米及一些水果，可平均后填写“次/月”。

2.3　**主食类**：应把同类食品合在一起计算。

大米及制品、小麦面粉、薯类、杂豆按生重量记录。

一碗饭=4两熟米饭=1.8两生米

一个馒头=2.5两熟重=1.5两面粉

一碗煮面条=3两熟重=1两面粉

2.4　**豆类**：大豆按干豆量记录，水泡黄豆膨胀率为2倍，即2两水发黄豆=1两干黄豆。

即食豆制品包括豆腐干、豆腐皮、茶干等。

其他豆制品包括豆腐粉、豆豉等。

2.5　**蔬菜类**：同类蔬菜消费频次累加：如每周吃1次茄子，吃2次西红柿，进食次数3次/周；如夏季（7～9月）每天吃1次黄瓜，其他季节每月1次，可填写102次/年。

2.6　**菌藻类**：食用菌非蘑菇类包括木耳、银耳等，食用量按照干品的量填写。水发木耳（银耳）的膨胀率为7～8倍。

蘑菇类按鲜品重量。

海带按湿品重量，干海带泡发膨胀率3倍。

2.7　**水果类**：水果消费季节性强，可按每年的次数记录，如瓜类（西瓜、甜瓜）在夏季6月份每周吃1次，7～8月份每周吃3次，其他时间很少吃，可记录28次/年。食用量按照可食部分记录。

香蕉、芒果、西瓜可食部为60%。

菠萝、荔枝可食部为70%。

桂圆可食部为50%。

橘子可食部为77%。

2.8　**肉类**：生排骨、全鸡可食部为70%。猪蹄可食部为60%。

2.9　**水产品**：按可食部生重量记录。

➢ 鲫鱼、鲢鱼、草鱼、罗非鱼等可食部为50%～60%。

- 带鱼、平鱼、鲅鱼等可食部为70%～80%。
- 虾可食部为60%，蟹为40%～50%。
- 螺、蛤蜊等可食部为30%～40%。

2.10　**小吃、零食：**

- 花生按去壳花生量记录，一般一把花生（30～40g），带壳花生可食部70%。
- 其他坚果按可食部重量记录，核桃可食部40%，榛子、松子等可食部60%，葵花子可食部50%，南瓜子可食部70%，开心果可食部80%。一般一把瓜子20～30g。
- 膨化是以谷物、豆类、薯类、蔬菜等为原料，经膨化设备加工的酥脆香美的食品。如妙脆角、锅巴、雪米饼、旺仔小馒头、爆米花等。

3. 食用油和调味品的摄入量以家庭为单位按月询问

家庭成员是指在一起同吃、住的所有人员。每户填一份。

附录15　2010—2012年中国居民营养与健康状况监测——医学体检表

医学体检表

（6岁及以上）

1. 基本情况

家庭编码ID　　贴编码条处

姓名：个人编码　　□□ A1

2. 口服葡萄糖时间____时____分　　第二次采血时间____时____分

3. 出生日期年月日　　□□□□/□□/□□ H1

4. 性别：①男　②女　　□ H3

5. 体检日期年月日　　□□□□/□□/□□ H4

6. 身高(cm)：　　□□□.□ H5

7. 体重(kg)：□□□.□ H6

8. 腰围(cm)：(6岁及以上的所有受检者，孕妇除外)

第1次□□□.□ H7

第2次□□□.□ H7__1

9. 血压：(mmHg)(6岁及以上的所有受检者)

第1次　/□□□/□□□ H8

第2次　/□□□/□□□ H9

第3次　/□□□/□□□ H10

10. 采血编号　　贴采血编码条处　H11

调查员签字：____________　　审核员签字：____________

医学体检表填表说明

1. 家庭编码：同家庭成员基本情况登记表，请将编码条贴在相应位置。

2. 姓名、个人编码（Al）：同家庭成员基本情况登记表中所有的个人编码。要认真核对，必须保证与家庭成员基本情况登记表的编码完全一致。

3. 出生日期（H1）：按公历询问和填写。如果只记得农历，出生在1980年后的，由调查员查公历农历对照表转换成公历；出生在1980年前的，将农历出生日期向后顺延一个月作为公历出生日期。2005—2012年出生的儿童，生日公历农历转换见附录，若公历农历均记不清，可查阅户口册、免疫卡、出生记录卡等。年份填4位数，月份填2位数，日期为2位数。如果只记得出生年份，不记得具体出生月日，则以6月30日为准。将出生日期按年、月、日的顺序记在记录卡的方格里。

4. 性别（H3）：方格内填写，男填1，女填2。

5. 调查日期（H4）：为体检当天的日期。

6. 身高（H5）：以厘米为单位，精确到小数点后1位。必须问清儿童的实足年龄，不满24个月婴幼儿，要以婴儿身长测量板记录身长。

7. 体重（H6）：以千克为单位，精确到小数点后1位（0.1kg）；不满36个月婴幼儿，要以婴儿秤测量体重，精确到小数后2位。

8. 腰围（H7～H7__1）：测量6岁及以上受检者的腰围，以厘米为单位，精确到小数后1位。

9. 血压（H8～H10）：测量6岁及以上受检者的血压，记录收缩压和舒张压，取整数（毫米汞柱），尾数为偶数；间隔30秒钟，重复测量三次，并记录收缩压和舒张压。

10. 采血编码条（H11）：由项目组统一制作，将其贴在相应贴编码处。

附录16　2010—2012年中国居民营养与健康状况监测——知情同意书

知情同意书

您好！

国民营养与健康状况是反映一个国家居民健康水平和人口素质的重要内容，也是国家制定合理的卫生政策、最大限度地保护人民健康的必要信息。为此，卫生部2010—2012年将在全国开展居民营养与健康状况监测，掌握我国居民营养与健康状况，为政府部门制定营养与健康相关政策提供基础信息。本次调查内容包括：

（1）一般情况、个人健康状况和身体活动调查问卷 □

（2）身高、体重、腰围、血压等体检 □

（3）膳食调查

A. 3天24小时膳食回顾调查和食物称重 □

B. 食物频率调查 □

C. 即食食品调查 □

（4）血红蛋白、血糖、血脂等检测 □

（在上述项目中，由调查员根据对该住户成员实际进行的调查或检测，在方格里画"√"，以便被调查者知晓。）

我们衷心地希望这项调查能够得到您和您的家人大力支持和真诚的合作！我们进行上述调查和检测都是免费的。如果您同意并参加这次调查，在调查完成后我们将尽快将体检和化验的结果反馈给您，并为您提供解释及提出相应的建议。同时我们保证对调查中所有可能涉及您个人及家人隐私的问题，给予严格保密。由于调查需要调查员向您当面询问，届时登门拜访可能会给您及家人带来诸多不便，请谅解。无论现在和将来，您都可以询问关于这项调查的有关问题。如果您有不理解的问题，或者有什么建议，我们将尽力解决。

如您同意参加我们这项调查，请在下面签字。谢谢！

被调查对象签字	时间

调查员签字：________

调查日期：________年____月____日

附录17　各省及各监测点工作队名单

北京市

北京市

马彦、赵耀、黄磊、沙怡梅、金庆中、李红、喻颖杰、滕仁明、马晓晨、李春雨、马蕊、王超、信信、郭丹丹、余晓辉

西城区

周红玲、杨青俊、简友平、徐俊、高平、关红焱、王冰、宋超、曹玮、杨宏、吴金霞、魏泽明、李丽

崇文区

卢建霞、常志荣、宋美芳、苑建伟、陈艳华、李楠、孙志锋、段旭、续文阁、孙鑫、宋光辉、田飞、刘宏杰、顾金龙、张力伟、张昊添、沈中波、高玉林、高鹏、王英娣

怀柔区

张武力、孙继东、路海英、赵明星、刘建荣、赵艳华、常姗姗、张伟涛、赵娟、张海龙、坑斌、孟晓娟、李宏刚、王红卫、孙建飞、柳丹、陈玲霞、杨丽梅、李福军、郭雪

延庆区

王晓云、陈静、姜德元、王凤兰、汪会文、张琨、王绍华、张镇权、万帝、赵铁云、刘鑫、刘凡、赵璐、刘艳妍、李美丽、林强、李行行、张立峰、付代生、李淑君

东城区北部

潘京海、邹艳杰、黄露、付秀影、顾凯辰、闫银锁、崔禾、王琳、魏祥、赵丹宁、吴伟、许晓玲、王峥、李玉梅、李珊珊、王婷、刘芳

东城区南部

王联君、刘晶磊、常志荣、孙志锋、孙中华、杨晓霞、王东瑞、高鹏、阙然、李艳宇、王璞、徐斌斌、段旭、孙鑫、续文阁、宋光辉、满洋、沈中波、高玉林

天津市

天津市

韩金艳、张磊、江国虹、常改、李静、刘昊、潘怡、王文娟、徐忠良

河西区

吴宗毅、王宝奎、丁祝平、张之健、郑鸿庆、温来欣、王淼、韩玉莹、李爱民、王玉、高菲、张黎波、曹明丽、王旭、张璐、袁丽宏、李旺、王偲

北辰区

刘文利、张景江、李玉梅、徐国和、冯润洲、顾文奎、虞宝颖、李娟、戴晓荣、朱金雷、霍兰英、张志英、吴玉丽、薛春杰、王淑惠、赵娣伟、杨光、孙增勇、董建霞、王敏、赵长龙、孙洪峡、张婕、赵凤仙

静海县

强淑红、刘绍英、李勇、陈忠花、王娅、张婵、赵光义、刘东、刘蕾、王金栋、姜雪晴、冯娟、杨敬金、翟庆生、董伟、刘寒、郝杰、刘金星、胡艳恒、胡子强、于英红、马娟娟、陈静、马俊红、骆春梅、张婵、杨丽、刘光燕、郑惠文、翟丹、胡琴

河北省

河北省

李建国、朱小波、宋立江、刘长青、田美娜、石永亮、陈磊、何玉伏、吕佳、叶坤

唐山市迁安市

马宝贵、李成林、刘海峰、许志海、韩秀新、张建中、王小辉、王秀娟、张刚、王娜、周翠侠、刘长英、厉艳欣、刘芳、王翠玲、肖淑玉

唐山市开平区

邓伟、高静、林海霞、刘建新、刘建业、杨鸽、肖福胜、孙长志、刘蕾、郑杰、韩蕊、董国会、孙晶、王秀华、何洁、陈赛丹、王建伟、吴丽媛、董珍珍

石家庄市新华区

赵川、周吉坤、吴立强、陈凤格、赵伟、李波、徐保红、高伟利、贾志刚、白萍、范尉尉、杨军、翟士勇、陈雨、倪志红、楚秋霞、王月敏、杜亚青、马月兰、李秀娟

邯郸市邯山区

杨永清、董伯森、张卫平、王树森、王立生、李梦轩、郝敏、李秀霞、朱永芳、张雪玲、高鹏、孙红梅、邢洁、郭智斌、杜新荣、褚松玲、王海涛、李媛媛、石坤、叶志萍

石家庄市井陉县

赵川、周吉坤、李彦春、李占军、陈凤格、赵伟、徐保红、高伟利、刘会林、郝吉琳、冯冬颖、李贺、左彦生、白萍、张静、高玲、梁晓娟、高丽芳、赵艳宾、李秀娟

秦皇岛市昌黎县

杨希存、刘波、龙和平、李东运、张玉民、马艳玲、霍长有、刘兰吉、李莉、时晨、张伏静、贾玉海、张晓东、张德云、马辉、徐春梅、李建辉、刘洋、宋仲越、赵东

邯郸市涉县

杨永清、董伯森、张卫平、王树森、王立生、李梦轩、郝敏、刘永为、陈长华、李秀忠、江军平、史二丽、谢和平、宋小会、于立新、张跃秋、杨然、刘保英、孟卫丽、马海芳

衡水市武强县

林彦全、王玉春、吴蕊丽、夏晴、白平章、高江华、谷旭阳、段景涛、康世明、李颖、张书玲、刘飞、宋魁武、郑珊珊、张宁、栗念东、耿建芬、闻雅婷、王凤霞、贾翠翠、马新静、孙帅、郝娜、魏国亮、王敏伦、刘佳帅、孙贺、张会

山西省

山西省

柴志凯、任泽萍、李成莲、李学敏、边林秀、李淑琴

太原市迎泽区

赵艳红、郭淑赟、蔡娜、李潭香、田志忠、董静、李红梅、续伟明

晋中市榆次区

成广明、倪金喜、李燕青、连永光、郑永萍、曹晓玲、郭秀峰、胡云

临汾市大宁县

雷瑞芳、温清秀、房淑娟、马云平、李晓芳、刘婕、李艳婕、尚教平

忻州市河曲县

杜永田、吕维林、张继业、赵艳梅、张高峰、苗艳青、薛艳华、张馨天

忻州市河曲县

杜永田、吕维林、岳增池、张继叶、张高峰、宋国荣、张伟平、苗艳青、薛艳花、赵艳梅、韩艳萍、武贞平、张淑琴、王丽芳、翟改莲、王舒晴

长治市襄垣县

郭彦中、解茂庭、何敏、张李玲、连先平、李强、高红、连建军

阳泉市平定县

王芝纯、白海林、贾源瑶、张向涛、武金平、韩有志、吴艳红、康平、白丽、白建丽、李璐、吕之珺、侯晓雁、潘雅菊、杨艳

内蒙古自治区

内蒙古自治区

王文瑞、王海玲、宋壮志、崔春霞、蒲云霞

呼和浩特市

王红霞

包头市

贾恩厚、戴纪强、张素艳

赤峰市

崔旭初、靳桂才

通辽市

何玉龙

巴彦淖尔市

王洪亮、韩爱英

呼和浩特市新城区

丛中笑

包头市石拐区

雒引

赤峰市敖汉旗

曹国峰

通辽市库伦旗

范广飞

巴彦淖尔市五原县

杨佐鹏

通辽开鲁县

王国华

辽宁省

辽宁省

赵卓、李绥晶、栾德春、李欣、刘钟梅、刘向军、金旭伟、王瑞珊、任时、石铁跃、孙静、崔玉丰、李卓芳、于欣、王凯琳、宋蕴奇、高邦乔、程艳菲、丛源、麻懿馨、范文今、邹淼

沈阳市

董丽君、杨楠、陈慧中、刘博、苏孟、刘雪梅、张迅、常春祥、侯哲、张虹、连英姿、张玉黔、

张强、杨海佳、李延军、刘东义、许志广、郭永义

大连市

赵连、张建群、孟军、袁玉、王凡、李瑞、宋晓昀、郑晓南、张磊、徐小冬、徐峰、杨丽君、陈颖、王晓静、姜振华、白欣、李倩、杜玉洁、许莹

阜新市

文永红、包昕、黄立冬、蒋春梅、马玉霞、路大川、罗周正、徐艳、李木子、杜波、张涛、韩立新、张宏生、林伟亮、郭铁志、王敏

丹东凤城市

隋立军、朱文利、魏杰、白杨、曲晟鸣、王帅、洪江、徐丽娟、刘靖瑰、康宵萌、管先聪、李杰、赫英飞、张晓美、蔡克锋、付大成、刘丽华、崔丹、刘力田、佟成训

沈阳市沈河区

王铁元、张革、于路阳、韩磊晶、马萍、何婧、李梅梅、牟玉、谷领、孙宇

大连市中山区

曲海、谌启鹏、吕德贤、赵京漪、初高峰、孙旭、刘学东、于世才、吕忠楠、汪洋、朱杰、姜大栋、郭琪

大连市沙河口区

曹苏、王浩、迟志远、张晓航、夏京、崔为军、吕嫔、孙海、关黎明、张雪、许晓琪、王慧楠、黄鹤、马丽丽、王卓文、徐桂花、张烨、刘成程、滕勇胜、赵秀秀、刘晓梅、高雪、张波、于丽辉、陈丽

阜新市太平区

孟宇、张建瑞、卢伟、马玉宏、项微、穆艳涛、丁春露、马桂玲、康红梅、胡颖、王玥、郭玉兰、周万丽

抚顺市抚顺县

张英莉、王伟、郭大为、高晓秋、刘景坤、孙继发、纪伟、陈淼、金明德、徐光、王林、孙志强、吴娜、秦昊、孙晓颖、张燚、于淼、徐哲、祝喆、关涛、孙志刚、张辉、叶永青、王海、王瑞伟、吴跃环、罗广田

丹东市宽甸满族自治县

杨成武、张忠敏、胡志钢、姜福娜、王成都、刘雯雯、王玉明、武黎明、姜文明、谢通、张凤媛、徐志刚、贾宽、肖万玲、孙吉毓、赫英智、姜忠胜、吴贵安、吴丽娜、李爽、刘丽华、王晓霞

吉林省

吉林省

方赤光、刘建伟、白光大、张丽薇、付尧、翁熹君、郭金芝、张晶莹、吴晓刚、寇泊洋

长春市朝阳区

吴静、李为群、许勇、郎晓维、姜学敏、陈辉、李英、李向丽、金英淑、孙兰华、安楠、马维峰、孙晓波、王伟、李民、付昕光、杨静、刘志成、陈洪、李国明、马翠萍、马强

吉林市龙潭区

王旭东、周世忠、李心焱、于玲、李晶、张国富、张成海、吴云、郑敏、李立杰、郝桂玲、闫春玲、高学军、董晓雪、孙丹、刘丹、李昕、焦玉国、姜巍、殷智红、张莹、刁红时

辽源市东丰县

于浦青、王庆仁、丛玉玲、刘亚芬、张莹、王曦、郑祥庚、宋飞、郭颖、孙继红、于祥宇、陈洪浩、王宝库、赵晶、相恒红、姜丽、聂颖坤、耿冬梅、钟艳丽、尹志君、李敏、潘春林、张继娟、郑丽萍、刘小斌、郑微、武烨、于德发

黑龙江省

黑龙江省

姜戈、秦爱萍、许丽丽、李美娇、靳林、庞志刚、刘丽艳、刘淑梅

宁安市

马艳萍、曹玉梅、杨秀丽、李晶、彭晶、刘欣、樊海、王效彬、陈红娜、吴红霞、李秀成、郑喜红、廉明浩、贾青鑫、刘香、夏季峰、张淑华、徐虎善、朱静彬、朱嘉宁

哈尔滨市道外区

赵丽红、李红叶、陈爽、张萍、李岐东、汤大开、李淑环、臧伯夫、蒋玉宏、聂秀敏、杨守力、管永斌、刁映红、张波、陈俊儒、李秀彬

哈尔滨市南岗区

杨丽秋、何慧、于波、任娇娇、马滨胜、范玉松、何晓东、刘晓巍、单晓丽、王威娜、宁琳琳、范玉松

哈尔滨市延寿县

王岩峰、鲍金亮、刘岩松、姜立冬、杜凤娇、韩波、吕淼、张志冬、孙伟、杨磊、叶冬军、杨亦然、孙国伟、张佳文

黑河市孙吴县

裴秀荣、张伟、张司宇、刘同鑫、王国栋、毕帅、郭晓岩、李富强、唐明宇、郑龙军、齐欣、李婷婷、赵莉、王玉英、万晓慧、白华、丛桂敏、代梦楠、吕姗、仲崇民、赵青锋、潘丽

齐齐哈尔市依安县

娄铁峰、李英杰、李利涛、翟立辉、孙永忠、温殿勇、杨敬东、陈月梅、聂永新、石金刚、宿福生、王军、陈居英、赵红、宿阳、李晶鑫、仇荣英、马凤勤

上海市

上海市

郭常义、邹淑蓉、宋峻、施爱珍、朱珍妮、黄翠花、汪正园、臧嘉捷、姜培珍、宓铭

黄浦区

周建军、王烨菁、马立芳、何霭娜、单成迪、周伟明、曹云、王黎红、邵丹丹、姜计二、陈慧娟、姚伟庆、杨辰玲、钟月秋、戚宏磊、董琳娟、张汝芸、王静、钟莹、王芸

长宁区

孙晨光、张泽申、许浩、吴金贵、黄峥、唐传喜、刘小祥、金蓓、吴国莉、徐慧萍、卢国良、陆敏、沈斌杰、施理达、史徽君、王鑫、沈佳颖

虹口区

龚向真、姚文、亓德云、付泽建、林可、沈静、许铧、唐漪灵、宦群、张斌、余秋丽、魏伟健、陈琰、朱嘉琳、金弘毅、徐婷婷、朱敏、刘宝珍、茅美萍、祝杰

青浦区

吴健勇、高红梅、马英、朱忆闻、杨洋、李燕、付红、蔡静莲、陈云、李丹华、张彩娟、沈茜妍、

费琼、张亚军、蔡红妹、俞春明、姚卫英、马春来、吴建刚、徐军

崇明县

钟萍、龚飞、黄菊慧、王雪蕾、陈锦岳、陈丽、沈乃钧、朱小称、王锦香、朱菁、成纲、钱志华、顾玉美、陈泉、陈辰、顾胜萍、张卫星

江苏省

江苏省

周明浩、周永林、戴月、甄世祺、张静娴、朱谦让

南京市

谢国祥、郭宝福、金迪、祝白春

海门市

陆洪斌、陆鸿雁、卫笑冬、丁爽

泰州市

胡金妹、黄久红

淮安市

过晓阳

南京市秦淮区

朱亦超、冯佩蓉

南京市浦口区

林其洲、郑爱林

南京市溧水区

吴涛、章红顺

泰州市高港区

王金宏

淮安市洪泽区

于浩、刘海强、成艳

浙江省

浙江省

丁钢强、章荣华、黄李春、孟佳、周标、黄恩善、方跃强

杭州市江干区

蒋雪凤、高海明、方叶珍、胡春容、钟小伶

杭州市下城区

周晓红、席胜军、王峥、商晓春、陈国伶、李旭东、方来凤

宁波市江东区

张立军、戎江瑞、蒋长征、胡丽明、杨双喜

金华市金东区

郑寿贵、黄礼兰、王翠蓉、王会存、严瑶琳

桐乡市桐乡县

钱一建、许皓、施坤祥、王春梅、方惠千、姚炜、徐迪波

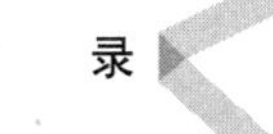

丽水市松阳县

赵永伟、叶金龙、黄丽燕、洪秉晖、王春红、兰陈花

湖州市安吉县

刘波、郑芝灵、梁志强、徐明

安徽省

安徽省

金少华、王淑芬、徐粒子、朱剑华、鲍军辉、孟灿、陈志飞

巢湖市

王义江、肖东民、叶正文、宋玉华、魏道文、杨志刚、金姗姗、吕少华、苏光明、王迎春、魏瑞芳、周敏、张志宽、董翠翠、王红、马晓林、汤华、张玲、倪琴琴、俞华

合肥市瑶海区

王俊、许阳、胡俊、朱晴晴、刘川玲、任平、方其花、汪婷、季宏霞、马慧、黄洋、刘芳宇、黄敏

安庆市迎江区

王学明、陈述平、李贤相、王敏、金育红、陈剑、冯皓、查玮、王祥瑞、刘斌、高伟林、武辛勤、张红梅、丁绮荣、方青、黄德威

安庆市大观区

程立、陈静、张志平、王林

安庆市怀宁县

朱厚定、何家权、何红霞、汪利兵、刘观友、张亚毅、汪小昆、汪媛、王慧、查琰、杨兰兰、李珏、江宜兰、刘芳、凌麟、琚海琴、李道具、吕凤英、王大春

亳州市利辛县

李传涛、武卫东、赵磊、卢洁萍、马雨露、孙保勤、刘琳(女)、闫伟、刘琳(男)、李影、赵梦媛、胡东平、乔晓燕、张颖、李杰、王海青、康伟伟、侯萍银、张硕、苏欣

阜阳市蒙城县

彭鸥、王勇、李银梅、薛柯华、王彬彬、李艳丽、慕孟侠、龙芳红、谭博、王伟、许辉、乔峰、李伟、陈勇、葛琛琛、桂朋、赵玲、李凡、李凤、李杰龙

福建省

福建省

郑奎城、赖善榕、陈丽萍、苏玲、薛春洪、何达、吴慧丹、阳丽君、张振华、林在生

福清市

林茂祥、黄圣兴、陈祖凰、郑德斯、罗镇波、何道逢、施育珍、赖晓燕、张敦明、钟红华、王财福、刘开武、林少华、黄于玲、林星、薛兵、林东、邓国权、何立强、何忠清

厦门市思明区

牛建军、荣飚、梁英、白宏、洪华荣、王娟、陈剑锋、黄小金、王宝珍、叶秀恋、施红、曾妍、李恩、林炜、骆和东、黄建炜、李莉、徐雪荣、沈惠燕、黄世杰

福州市仓山区

张晓阳、郑高、徐幽琼、刘小华、王晓旭、何颖荣、谢廼鸿、张秋、邱凤金、汪攀、陈国兴、杨红、陈善林、王代榕、潘素敏、林天坦、陈鑫星、陈勤、陈玲芳、林瑾琼

福州市闽清县

邓邦昌、吴仙忠、刘雅芬、张银川、温联煌、陈诗江、郑燕慈、刘珠华、黄夏钗、黄潘、余玲莺、张剑萍、李志敏、郑祥萍、张凤娇、张莹

漳州市南靖县

黄春兰、简必安、黄小凤、彭汉真、肖振海、吴征峰、肖艺红、吴思全、黄滨、游锦加、林宝财、吴小玲、韩毅锋、成方昇、王惠燕、郭月荫、庄云婧、张新荣、王素卿、吴国梁

江西省

江西省

付俊杰、何加芬、秦俊、王永华、徐岷、刘晓玲、宋迎春、宋孝光

樟树市

皮林敏、邹小平、敖水华、邹珍珍、黄庆、羊晓辉、钟琪

南昌市东湖区

颜兴伟、樊吉义、胡堂秀、徐幼莉

抚州市广昌县

温木贵、崔万庆、唐晓龙、王志珍

上饶市万年县

冯敏、王址炎、蔡丹娜、胡军、张甫生、李小青、蔡燕、盛根英、李小霞、程水娥、应萍、李美华、董思伟、吴少莲、李鸿春、陈国安

宜春市宜丰县

李斌、王建平、周苏、熊斌洪、欧阳文秀、余良

赣州市龙南县

曾政国、钟灵、曾景、廖峻峰、赖永赣、彭旻微、傅秋生、钟雄文

山东省

山东省

周景洋、赵金山、张俊黎、闫静弋、唐慧、吴光健、肖培瑞、于连龙、张天亮、李蔚

潍坊市昌邑市

刘子洪、李出奎、毛兴林、韩大伟、明大勇、张京章、元修泰、孙洪波、姜在东、孙晓峰

烟台市蓬莱市

宁福江、牛田华、张利泉、张强、纪经海、秦宏展、马恒杰、张文华、曲艳、赵冲、葛安民、李波、李振、刘姗姗、吴涛、董鹏、马进海、陈红、张静、张国英、李莹、李金环、巩丽华

济南市历下区

马守温、范莉、张广莉、郑燕、刘萍、邵传静、周敏、王甲芳、陈曦、王立明、李春蕾、陈兢波、张俊涛、焦桂华

青岛市市北区

惠建文、辛乐忠、薛守勇、杨敏、邹健红、张海静、朱志刚、刘侠、王春辉、王康、曹玮琳、孟泉禄、王铁一、宋永宁、宁昌鹏、刘志翔、王霞、田海珍、于文霞、张绍华

莱芜市莱城区

高永生、王金刚、吴莉、孙国锋、狄芳、朱翠莲、许玉荣、亓哲、毕顺霞、王宁、韩东、亓霞、董爱凤、亓金凤、邱伟、卢清春、宋涛、吕慎军

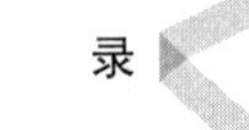

济宁市泗水县

王孟祯、孔祥坤、李锋、姚守金、吴运良、刘蕾、徐艳、张元晴、张建国、颜艳、张玉凤、赵凤德、杨洪俊、刘科、董燕、董文军、李东升、王爱敏、朱宁兵、纪炜、冯甲星、冯广丽、张伟

泰安市宁阳县

张尚房、张军、薛兴忠、刘婷婷、于庆国、曹晶、杜秋霞、张汉新、张振、张兆喜、薛跃、赵婷婷、刘静静、崔金朋、崔克阶、王刚、张伟、许笑振、黄士泉、朱星光

滨州市利津县

薄其贵、赵观伟、张沐霞、延进霞、尚英霞、李志彬、张春华、田育秋、许丽丽、陈雪璐、张岩江、李安华、张连庆、李月美、李俊珊、李金波、张彬、张秀英、王霞、刘芳芳

河南省

河南省

张丁、张书芳、付鹏钰、叶冰、周昇昇、詹瑄、钞凤、李杉、苏永恒、张二鹏

洛阳市

杨晓华、李克伟、张玉兰、宋现、郭燕、杨宗义、赵卫

郑州市

郭亚玲、韶声波、郑天柱、董志伟、窦红星、张静清、贺凯新、徐向东、王志涛、沈艳丽、程春荣、董珂

郑州市金水区

王慧敏、陈瑞琴、刘纪军、张威娜、杨军燕、杨彦宾、丁照宇、宋岩、白玮志、付俊生、张洁、冯璐、王豪佳、田玉翡、郑丽红、卢静、王晓峰、王培培、李瑞燕、杨岚

洛阳市吉利区

崔振亚、张兴波、郭建立、张春华、席兵、高静

洛阳市西工区

周梦甲、曹元平、姚孝勋、潘建丽、曲红、沈斌、张建民、张军

濮阳市台前县

李志刚、王瑞卿、麻顺广、孙冬焕、刘广学、李梦河、陆全银、姚如春、陈祥金、侯永昌、仇爱英、刘瑞英、张爱华、姚琪、徐婧、侯宪清、侯平、王洪伦、吕寻斌、邱素萍

商丘市虞城县

张婷、刘运学、王渊祥、宋爱君、贺霞、王咏梅、李灏阳、王庆丽、祁冬梅、霍苑苑、王迎春、席珂、崔艳秋、杨臻、张贝贝、崔奇、史秋峰、张占营、谢梦琪、张野

周口市商水县

徐宝华、师全中、赵磊、李志红、杨雪琴、邵海峰、王丽敏、王艳、朱弘伟、王兵、周俊丽、张发亮、许丽雅、刘培

南阳市唐河县

邢运生、何昌宇、张付豪、郭庆敏、顾玉娟、龚改玲、王付雅、白雁、刘金富、赵璐、和颖、王燕、方圆、李飒、刘琼、刘宇勇、房培培、刘佳音、张潜毅、仝梅岭

开封市开封县

耿振新、马师、杨家峰、杨红波、张文玉、耿红彬、张玉祥、耿圆圆、崔彩丽、范梦晓、

张林静、孟红艳、张丽、郭永慧、田高杰、郭盈志、邢美丽、李雪、李冰、董玉军

平顶山市宝丰县

李月红、郭建慧、何晓辉、郝宝平、郭永亮、张慧娟、吴一凡、程向勋、陈东耀、余新民、王恩宽、赵俊鹏、王淑娜、宋耀丽、郭强、李志红、邢海娜、魏大旭、宋亚涛

湖北省

湖北省

史廷明、龚晨睿、刘爽、程茅伟、刘晓燕、李骏、张弛、易国勤、周学文

鄂州市

杨爱莲、陈敬义、熊伟、秦艺、严松、王守槐、朱雷、陈思、余双、丁建林、刘汉贵、李莎、曹秀珍、赵敏、李君、罗敏、王浩、严绍文、夏超、柏良梅、詹刚、吴礼俊、李隽

武汉市江汉区

孙福生、周方、陈莉、陈再超、卢俊、黄凌云、胡革玲、杨琳、王珊珊、刘凯、涂钟玲、刘汉平、吕东坡、黄金华

襄阳市襄州区

李家洪、杨艳玲、祝贵才、孟红岩、骆敏、陈向云、邓少勇、郭凤梅、晏高峰、李凤琴、马新萍、邵英、窦凤丽、陈诗阳、范丽梅、王建春、石磊、彭珍、罗秀梅、武俊敏、杭连菊、张德让、张海波、卓永弟

武汉市黄陂区

韩墨、夏子波、吴艺军、董爱珍、王兵、宋程华、梅耀玲、甘晋、陈应乾、梁燕平、白长根、杜美芳、董晓琴、姜春才、陈自松、谢静、甘久思、喻腊梅、梅敏、谌智明、胡新明、王勇华、彭林、刘俊松、彭国和、魏沨

十堰市房县

张宗跃、邓发基、赵大义、易新欣、宋贝贝、李洪乔、马跃、刘运秀、朱晓红、徐开琴、杨培凤、李远娥、代菊华、杨鹏、王多为、李广平、刘青青、李奎、吴成群、郭盛成、朱华、田荣、徐耀国、朱经伟、刘清国

宜昌市远安县

谢广明、王刚、刘泽春、王晓华、付祖明、汪杰、姜鄂、余安胜、温燕华、车孝静、徐晓东、向惠莉、黄诗珉、李平、张晓红、沈正红、陈刚、朱雪莉、李燕超、王静、刘德清、李昌军、崔庆虎、徐同武、周善财、刘刚、张庭福、边厚军、罗元宗

孝感市云梦县

蔡明忠、卢旻、张少泉、周浩、帅春仙、潘芳、熊心、陈谦、鄂云、万桂华、杜杰、左晶、李胜东、陈格山、褚友祥、张明玉、王青霞、邹新平、李传凯、周游、周敏、邓倩、张冬武、熊青群、丁红波、黎媚、丁红玲

湖南省

湖南省

黄跃龙、刘加吾、付中喜、陈碧云、李光春、金东辉、刘慧琳、殷黎

长沙市天心区

陈法明、张锡兴、龙建勋、朱彩明、陈艳、付志勇、张华成、谢知、李洋、朱应东、马翅、颜慧敏、肖萌、马元、朱智华、左郑、罗国清、谈柯宏、邓园园、彭媛

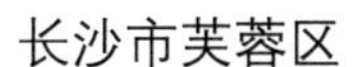

长沙市芙蓉区

张运秋、胡辉伍、陈海燕、杨俊峰、王国利、杨福泉、刘娟惠、黄丰华、吴萍、成练、周玲玲、邓敏、何艳红、李茜、郭静、肖叶、刘红秀、廖杰夫

常德市武陵区

涂林立、康兴中、于奎、郑红辉、戴珺、袁璧君、徐虹、李先知、戴晓婉、杨芬、楚国科、龚小惠、王立亚、李慧、李园

岳阳市君山区

李文斌、廖银辉、张赛男、黄涧菲、汪杨、程芳、张宏、彭霞、李红霞、毛洋、钟小燕、李丹、李桁、李拓、许国筹、肖平、周圆圆

湘西土家族苗族自治州保靖县

王建波、胡炎、姚钧、龙艳兵、刘清香、向迎波、吴永凰、金晓丽、胡金铭、彭瑛、彭勇生、彭秀琼、向珊、腾建

株洲市攸县

罗锋、符三乃、欧阳四新、周胜勇、王优桃、邓永成、易巧明、刘欢、李邹武、刘小英、向小春、刘谭莹、刘璇、晏远程、文菲、孙月臣、喻钢建

怀化市靖州苗族侗族自治县

陈几生、蒋秀豪、杨通万、黄民隆、李任华、储昌宇、胡昌才、唐昭柏、周鲜珍、粟凤秀、吴祥莲、王先虹、邱元元、黄慧珍、赵宏、陈晓军、毛志华、王小燕、田召、梁芝

芷江侗族自治县

彭刚德、刘雅、蒋平、李宗文、尹秀菊、吴仁英、刘蓓、雷满花、唐力、张道明、邓长光、李琳、田丽玲、邓艳芳、肖金梅、吴琦卓、刘馨萍、李漠贤

广东省

广东省

闻剑、李世聪、林协勤、谭剑斌、龙朝阳、张永慧

广东省公共卫生研究院

陈子慧、纪桂元、蒋琦、马文军

广州市

何洁仪、余超、张维蔚、张旭、徐建敏、张晶、夏丹、陶霞、曹毅敏、邓志爱、梁雪莹、麦惠霞、刘俊华

珠海市

谭爱军、陈琦、张秋平、孙亚军、陈丹丹、黄多女、张志雄、朱姝芳、吴秀娟、吴水宾、吴兆伦、刘丹、黄进福、黄岳嶙、黄石锋、林俊润、丁虹、肖惠芹、刘苹、杨洁云

佛山市

钟国强、肖兵、廖乐华、高峰、顾春晖、何耀能、何秀榕、雷雨绯、边翔、陈典鹏、叶碧懿、周文浩、周志伟

肇庆市

李建艺、何汉松、蔡健生、郭赐贶、李仲兰、叶坚、陈华、刘昶、何小芬、孙勇、梁敏妮、罗彦亨、廖雅芬、苏乐斌、黎健萍、谭锦权、陈志健、黄智勤、梁志勇、周日辉

南雄市

陈日新、姚为东、刘丽英、谢康林、王金龙、叶光军、邱美英、雷莲、张艳艳、温聪、朱海辉、李雪梅、谭北京、钟辉萍、凌秀芳、王军喜、孔德桂、蔡珊、吴树兰、汪忠豪

深圳市慢性病防治中心

刘小立、杨应周、徐健、卓志鹏、宋金萍、袁雪丽、池洪珊、王俊、尚庆刚、周继昌、谭洪兴、朱李佳、冯里茹、付寒、管有志、林世平、何嘉茵、傅钰、陈钢

深圳市罗湖区慢性病防治院

王瑞、谢奎、卢水兰、王斯妍、郭春江、谢震华、崔平、符科林、戴国才、周慧敏、于淮滨、童鼎

广州市天河区

张宏、李标、陆文捷、黄志玲、王莉娜、李素允、刘丽娟

佛山市禅城区

王玉梅、邵昭明、梁飞琼、易华俊

惠州市博罗县

杨科明、高群威、朱雪文、谢素芳、张月容、陈丽琼、张继东、张旭初、邱贵平、徐红妹、苏雪珍、曾考考、苏玉梅、张巧华、钟伟锋、曾福英、蔡军、游良珍、周碧兰、彭意婷

阳江市阳西县

卢灿、胡业敬、程小芳、陈茂举、谢爱仪、姚关妹、刘振品、梁秀容、苏练、柯李兼、陈娴、冯贵嫦、谢国祥、叶桂思、陈奇帅、陈丽艳、陈结红、陈缓意、姚传冰、李文思

广西壮族自治区

广西壮族自治区

唐振柱、刘展华、蒋玉艳、方志峰、陈玉柱、陆武韬、陈兴乐、周为文、李忠友、李晓鹏

南宁市

林新勤、葛利辉、刘海燕、梁惠宁、施向东、陆丽珍、王孔前、龙兮、赵丽娜、刘凤翔、梁雪坚

北海市

吴德仁、沈智勇、黄坚、谢平、白海涛、陈玲、许翠玲、宋雪琴、茹立、彭莹、苏娟、卢峰、邓积昌、李彩英、叶永梅、钱小燕、韦洁、郭波、胡小婷、韩沪影

桂林市

潘定权、石朝晖、秦友燕、李玲、何柳莹、张明杰、周清喜、黄茜、秦金勇、刘志冰、蒋立立、宾小燕、杨丽、方芳、邓莹莹、周云、韩丹丹、蒋铁翼

靖西市

王福春、黄德胜、谢继杰、韦彬、林鑫、冯学铭、吴俊斌、许朝仁、刘继红、农波、黄振兴、梁宏章

百色市凌云县

蔡立铭、冉光义、陆守龙、陆世格、覃凌峰、罗宗业、罗东、李天泽、刘一萱、王正毅、李文胜、李大明、黄诗琪、张凤玲、岑炳业、杨秀卿、班庆丰、王泽斌、张婷、陈庆祥

南宁市宾阳县

罗宗宾、陈源珍、莫奔强、邓赞民、陈珍、黄海燕、刘水金、黄英哲、覃善玲、吴树勤、李秋兰、戚强、蒙炜、马富诗、陈威、吴国荣、韦洁、韦宇、何作凡、葛兰香

桂林市兴安县

盘兴和、宋卫、王非非、李海燕、石灵华、谭良梅、杨德保、杨丽君、彭峥勇、蒋松言、

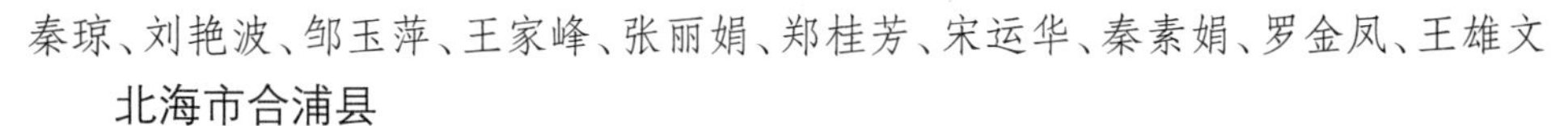

秦琼、刘艳波、邹玉萍、王家峰、张丽娟、郑桂芳、宋运华、秦素娟、罗金凤、王雄文

北海市合浦县

苏福康、吴寿荣、王引琼、李秀兰、易丽德、吴润梅、杨述明、梁红、张晋浦、陈小芬、严冰、石艳梅、刘立球、罗静、陈志斌、苏广和、廖英、陈成富、刘必庆

海南省

海南省

江苏娟、杨斌、邢坤、吴青珊、张韵虹、邝欣欣、刘姚若、冯礼明、林峰

海口市

魏金梅、林春燕、吴云英、符卫东、秦宁宁、陈垂华、邝辉、吴芳芳、叶海媚、寇彦巧、陈红、袁坚、朱明、关清、魏仕玉、梅玉炜、林丽君、李健、何婷、王庭、李烨、符宁、容敏婷、陈小欣、何春萍、符学师、张亚伟、张志明、林海英、叶桦、黄海

海口市秀英区

欧昌明、吴清扬、王海涛、谢小凌、吴运杰、王吉晓、周昌雅、周笑冰、罗娟、邝华玲、吴秋娟、王丹、冯兴、张友标、阳香英、申娟妮、李燕、刘玉莲、林先全

海口市琼山区

蔡笃书、陈文英、王秋强、曹军、吴坚、王中元、肖思铭、张琮斌、周天敏、邓影、许丽薇、曾繁德、黄小舒、陆乙钧、吴剑雄、向治宇、史春霞、肖海菊、杨丽桦、王敦雄、吴文姬、符晓妹、曾梅、符尊忠、黄世明

海口市琼山区道客社区服务站

陈叶、陈亚香、徐应利、张雪、林丽丽、陈奕琴

海口市琼山区大园社区服务站

陈文儒、李文玲、王和芳、陈英桂、冯晶晶、云春燕、李春霞

海口市琼山区云龙卫生院

符晓、周瑞婷、王裕山、曾春妹、林云青

重庆市

重庆市

罗书全、熊鹰、杨小伶、向新志、陈京蓉、李志锋、许静茹、王正虹、陈静、张洁

江津区

林晓光、刘思扬、张凯、张英、王利、廖楷、冷崇莉、胡贵萍、王渔、庄雯雯

南岸区

康渝、田渝、伏峙浩、王鹏、罗青梅、缪银玲、王效梅、魏泽静、郝翔、丁长蓉

綦江区

金明贵、陈明亮、谢宜羚、李晓旭、罗春亮、矣肖镭、张良、张集琴、覃家燕、李凤彬

奉节县

廖和平、宋西明、周安政、张克燕、黄萍、陈玮、单勇、陈步珍、杨毅、刘兴学、简斌

四川省

四川省

兰真、毛素玲、刘祖阳、颜玲、许毅、刘蒙蒙、张誉、马梦婷、陈文、彭科怀

成都市

梁娴、李明川、李晓辉、毛丹梅、何志凡、曹晋原、王瑶、冯敏、周蓓欣、马辉勇、赖诗韵、徐萍、周自强、朱昆蓉、杨梅、杨晓松、文君、陈超、刘晓辉、周铮

乐山市

邱学朴、王勇胜、王远、王佳、罗应勤、张翼、余曦、谢忠涛、王加莉、韩革、汪冰、赵彬茜、韩祝、李铭、黄妍、谢莉亚、陈霞、李钰、章厚安、牟怀德

华蓥市

李胜春、赵吉春、邹世福、龙世新、滕彩俊、吉雄、李凤霞、邓玉华

雅安市名山区

李江、黄定华、张学斌、庞亚琴、柏同飞、卢华贵、练永国、罗惠、胡启源、陈健、赵耀、冯济尧、高树芬、江莉、高光芬、李继江、周端和、李峰、郑智静、葛晋川

自贡市贡井区

李青志、毕凤安、张菊英、周宗慧、何萍、黄喻梅、王雪莲、代东惠、李林春、汪永进、曹艳、张卫、谭玉仙、林江、叶娟、刘强、商静

广元市旺苍县

周跃金、肖汉平、米家君、齐大勇、张旭虎、赵斌、刘景、黄强、伏良、李静、赵海英、辜菊花

阿坝藏族羌族自治州黑水县

罗尔基、唐晓均、兰卡、唐志、杨佳军、安瑛、何仕有、姜琼玲、占塔木、压木见、苴基、徐琼辉、科玛芝、王异平、何仕有、常英华、泽若满、谢先泽、刘玉娥、匡丽

南充市南部县

邓元辉、刘东、孙建华、梁东、姚先林、李小波、李群英、杨金蓓、杨亚韬、张艳、柴东、朱薇、王小阳、何莉、李小霞、李敏、熊燕、敬丽萍、李邱芳、兰蓓

贵州省

贵州省

何平、汪思顺、赵松华、刘怡娅、陈桂华、李忻、姚鸣、兰子尧

凯里市

黄贵湘、杜中瑜、程妙、孔凡琴、吴琴、乐慧星、吴胜元、谭臻、孙燕萍、王真理

贵阳市云岩区

段齐恺、温建、张江萍、王艳、张威、吴雅冬、刘力允、晏家玲、刘小平、李鹏华、周义仁

贵阳市白云区

袁华、刘一丹、周艳霞、刘俊、王继艳、王刚、崔建华、高立新、秦大智、王顺丽

毕节市黔西县

米涛、刘智明、张玉明、刘忠平、朱德春、李静、杨晓笛、徐静、柳春江、陈恒林

铜仁市德江县

邓应高、田剑波、陈锐、姚燕、陈勇、张玲莉、肖忠敏、全权、吕洪光

黔东南苗族侗族自治州三穗县

吴昭峰、李秀良、张金云、蒋德伟、杨祖炎、周扬四、石敏、李洪富、万昌、陈荣彬、刘相东

云南省

云南省

陆林、赵世文、杨军、万蓉、刘志涛、万青青、张强、李娟娟、阮元、刘辉、赵江、彭敏、胡太芬、王晓雯、余思洋、刘敏、秦光和、徐晓静

个旧市

普毅、孙立、雷金、李保山、张跃辉、廖玲、蒋平洲、吴兴平、李永康、杨建彪、余伟、杨潋、梁雪飞、黄欢、唐春、李纪鑫、许维克

昆明市盘龙区

何丽明、邓明倩、王睿翊、马琳玲、李红梅、石云会、杨纪涛、姚金呈、施艳萍、唐秀娟、李佳、何晓洁、杜开顺、王红

昆明市盘龙区妇幼保健中心

李春阳、喻勋芸、贺江云、谢红群、陈莉、何丽涓

红河哈尼族彝族自治州泸西县

王汝生、孙锐莲、李华昌、朱彦波、魏琳、赵永芝、梁诚、李向勤、毕华、赵云珍、杨艳、李永明、闻琼芝、高岳忠、王建红、高立鹏、陈哲、尚聪林、王家宽、吴卫平、赵云焕

普洱市孟连县

刘华、杨绍红、李纯辉、李建敏、叶罕胆、张其良、罗燕、王永、彭玉产、岩真、李然、叶佤、叶英、冯志刚、张昆、岩依相、陶顺强、叶涛、李扎迫

丽江市宁蒗县

张绪宏、陆雁宁、张龙林、曾忠林、李金友、朱桂兰、林万美、成敏、郎先茂、毛永忠、杨玉惠、彭美芬、杨国才、王爱英、张守菊、祝阿各

昭通市水富县

唐艳霞、杨文秀、梁朝琳、杨宜秀、李华夏、肖明国、董梅、王芳、杨丛芳、陈昌琴、周焕英、罗春芳、李绍江、杨金聪、田琪、李玉龙、李杨、赵君、罗晓燕

文山壮族苗族自治州广南县

庞明江、蒙礼正、李燕琼、王竹、刘加梅、何志安、唐乘舜、黄云娟、陈有杰、岑炳兆、安世慧、罗伟、李明杰、朱华光、颜传菊

西藏自治区

西藏自治区

白国霞、嘎玛仓决、丹措、郭文敏、次旺晋美、李素娟、聂立夏、苟晓琴、次珍、罗布卓玛

拉萨市

唐辉、次仁多吉、平措旺堆

林芝市

杨晓东、李晓菊、海波、龙廷松、曹燕娥、张宪英

拉萨市城关区

次仁旺拉、阿旺晋美、巴桑、拉珍、白吉、德吉

林芝市朗县

索朗央金、何玉萍、邓少平、次仁拉姆、田君、德庆、唐雪梅

陕西省

陕西省

张同军、常锋、王林江、徐增康、孟昭伟、刘建书、赵静珺、陈萍

华阴市

孙军、王晓莹、黄晓鸽、王梓如、钱鑫、庞骅、王朝启、贠桂萍、党晓峰、孙桦、王莹、穆莎、颜彪、张荣、郭红英、杨润、汪玉红

西安市新城区

平洁、袁颖、熊建芳、郑学义、杨阳、韩宗辉、赵蕊、董晨阳、赵林、王泉龙、郭建华、董建莉、吕晓蕾、李丛芳

安康市紫阳县

雷安、龚世友、李桦、伍荣兵、钟卫斌、许金华、秦振明、王玲、刘长松、李圆圆、刘国清、李万海、郑学民、徐德强、苏仁玉、徐春、柯丽、方祥、高长友、程同林

延安市安塞县

牛贵侠、刘海利、候树来、闫忠学、李延琦、李天社、杜凯、王振刚、张婷、郭延峰、周卫峰、刘桂荣、纪宏、雷鑫、艾甜甜、李和娜、高美丽、王小梅、拓娜娜、李玉光

咸阳市乾县

侯利孝、王都行、陈琛、李亚峰、黄军党、王正团、张小兵、王鹏军、谢宇、邹军超、李学毅、陈欣、赵快利、马彦涛、徐琳、周颖、康亚庆、韩心怡、王华、赵双战

宝鸡市眉县

王宏、杨彩玲、刘剑飞、马建奇、谭文、安宁、贾利萍、兰志超、康芳侠、廉小妮、杜水泉、王兰、张芳、朱文丽、赵芸、李翠玲、张亚丽、刘建利、孙玉玉、赵兴翰

安康市汉阴县

黄兴平、郭保宏、吴涛、刘厚明、黄露、何云、陈世巧、彭博、肖斌、刘红霞、陈小志、张汉利、李经富、吴丹、徐倩、刘彬休、郭凯、陈善美、朱林、张浩

甘肃省

甘肃省

何健、杨海霞、陈瑞、赵文莉、杨建英、王文龙、蔡美、张清华、康芬艳、韩莹

兰州市

张英、余加琳、贾清、焦艳

兰州市安宁区

李勇、袁帆、李恺祺、岳桂琴、闫莉、鲁继英、赵鑫、尤桂凤、何秀芬、令玲、黄鲜、苏霞、刘玉琴

兰州市城关区

齐跃军、杨海峰、张英、来进韬、刘洁瑞、陈春、漆晓平、陈海燕、宋国贤、张彩虹、张雅瑾、陈福睿、高若华、李杰、鲁明骅、刘燕婷、刘欣辉、李文连、冯杰、魏孔龙、王玉琴、郭莉莉、张敏、杨玉冰、张亚楠

天水市麦积区

文具科、张辉、毛恩科、王佩、何平、张煜、胡明科、郭升卯、刘社太、何鹏先、张天生、赵小良、刘飞鹏、王建福、李忠孝、何军、雷玉龙、董澜、周凤兰、郭永兵、张亚奇、薄向红、

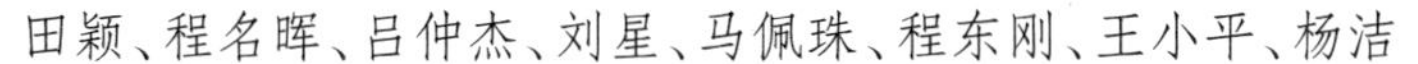

田颖、程名晖、吕仲杰、刘星、马佩珠、程东刚、王小平、杨洁

临夏州康乐县

段永刚、张海涛、周亚鹏、刘建科、姬红、马志荣、段燕琴、赵龙、马仲义、张华、张莉、董莉、刘芸香、杨瑞芳、张亚琴、马有礼、张春英、李晓华、庄淑娟、线紫薇、杨灵君、罗正英、雍玉霞、牛文祥、马秀英、吴芳英、马春燕、吴霞

定西市通渭县

姚占国、姜铁军、崔海燕、张铎、姜亚红、白月娟、王立明、刘君、李小光、张亚敏、巩治军、段永德、李维艳、贾颖祯

陇南市成县

任晓明、马国强、任艳红、刘文娟、邱波、任军锐、陈谢会、钟莉、冯二丽、唐琳会、李海林、陈轶枫、李茸茸、权兴平、胡亚娟、李艳芳、李国斌、潘滢、张明、冯力秒、安对强、杨菲、费芳芳、石林平、吴晓芳、李宁宁

青海省

青海省

周敏茹、李溥仁、张晟、马福昌、星吉、车吉、沙琼玥、周素霞、郭淑玲

西宁市

何淑珍、陈抒、李生春、王亚丽、朱海鲁、王金东、李云章、马海滨、赵振川、祁世荣、李志红、郭占清、李婋、孙莉妹、张志芳、张敏、任亚利、崔鹏、耿海杰、黄元、祁志祥、吴黎明、陶宜新

西宁市城西区

石泉霖、冯海建、王玉萍、祁兆斌、张丁鑫乐、祁松奎、陈永志、马震霖、苏燕、祁超、胡海清

海南藏族自治州贵德县

周珉、祁贵海、马晓玲、桑德卓玛、王菊、贺永庆、仲晓春、文化源、杨晓云、王建忠、司太平、陈广海

黄南藏族自治州尖扎县

马克勤、冶海成、辛文清、王清祥、贾翠玲、陈晓莲、王霞、夏吾吉、万玛才让、李生芳

宁夏回族自治区

宁夏回族自治区

赵建华、杨艺、张银娥、舒学军、袁秀娟、曹守勤、马芳、关健、田园、王晓莉

青铜峡市

刘锦平、姚占伏、李晓军、赵仲刚、马丽、李广琴、贾丽萍、王宏玲、史红娟、余兴勤、沙萍、朱桂清、刘萍娥、夏艳荣、姜晓丽、张成霞、马巧玲、周进才、朱芳、师莉娟

中卫市

雍东播、宁怀军、李生荣、韩雅雯、冯学红、王晓燕、樊彩霞、张月芬、李悦丰、刘萍、杨新凤、王菲、宋自忠、王占明、雍晓燕、张娣娟、龙文杰、房桂兰、王忠恩、闫泽山、康彦伟、杨磊、郭文平、宋瑜、孟海波

中卫市海原县

杨应彪、李进刚、田兴梅、董尚斌、谢文明、金玉发、何兴明、冯国英、谢文明、冯敏、

刘鹏、张武、王志平、张毅、刘平、贾学农、金学芬、马海山、郜俊、马宏武、何海东、薛向阳、梁怀宇、田桂、田梅花、杨洁

新疆维吾尔自治区

新疆维吾尔自治区

马龙、马明辉、地力夏提、亚合甫、符俐萍、倪明建、葩丽泽、王辉、米娜娃、安瓦尔、张俊、阿斯亚、阿西木、祝宇铭

乌鲁木齐市

巴特尔、成翎、吴亚英、刘健、杨浩峰、阿巴百克力、陈超、张凯伦、黄河、刘泓、马玲、伊力努尔、孙磊、罗新、李翔、茹建国、王红、阿不都、王新迪、陈文亮、张为胜、赛力汗、高枫、沙日吐亚、杨阳、李国庆、杨艳梅、李卫东、官蕾、张妍、杨毅、王东菊、陈爽、韩志国、曹琦、李红、木尼热、桑小平、宋霞、王琴、沈晓丽、刘丽、孙磊

克拉玛依市

拜迪努尔

克州

阿不都热依木江

克孜勒苏柯尔克孜自治州阿克陶县

印安红、阿不拉艾买提、库热西、巴克、艾山江托合提、陈西荣、李剑锋、阿扎提古丽、汗克孜、李俊、依克拉木、吐热不古、艾尔肯、艾拉克孜、茹先姑力、买买提江、阿依木莎、哈尼克孜、阿力木江、热依木古力、买买提图尔荪、阿提姑力、阿不都热依木江、阿斯木古丽、玛依拉、阿提古丽、古丽努尔、米热姑力、阿提古丽、乔力番古力、艾力江、阿依努尔赛买提、阿丽米热、古拉依木、再努尔、阿帕尔、姑海尔妮萨

附录18　2010—2013年中国居民营养与健康状况相关监测样本点与样本分布情况

省/自治区/直辖市	大城市	中小城市	贫困县	非贫困县
北京	西城区 崇文区	怀柔区		延庆县
天津	河西区	北辰区		静海县
河北	石家庄市新华区	邯郸市邯山区 唐山市迁安市	衡水市武强县 邯郸市涉县	石家庄市井陉县 秦皇岛市昌黎县
山西	太原市迎泽区	晋中市榆次区	临汾市大宁县 忻州市河曲县	长治市襄垣县
内蒙古	呼和浩特市新城区	包头市石拐区	通辽市库伦旗 赤峰市敖汉旗	古巴彦淖尔市五原县
辽宁	沈阳市沈河区 大连市中山区	阜新市太平区		抚顺市抚顺县 丹东市宽甸满族自治县
吉林	长春市朝阳区	吉林市龙潭区		辽源市东丰县
黑龙江	哈尔滨市道外区	牡丹江市宁安市	哈尔滨市延寿县	黑河市孙吴县
上海	长宁区 虹口区	青浦区		崇明县
江苏	南京市秦淮区	泰州市高港区 南京市浦口区 南通市海门市		南京市溧水县 淮安市洪泽县
浙江	杭州市江干区 宁波市江东区	金华市金东区 嘉兴市桐乡市		湖州市安吉县 丽水市松阳县
安徽	合肥市瑶海区	安庆市迎江区	亳州市利辛县	安庆市怀宁县 亳州市蒙城县
福建	福州市仓山区 厦门市思明区 福州市福清市		福州市闽清县 漳州市南靖县	
江西	南昌市东湖区	宜春市樟树市	抚州市广昌县	九江市武宁县 宜春市宜丰县
山东	济南市历下区 青岛市北区	潍坊市昌邑市 莱芜市莱城区	东营市利津县 济宁市泗水县 泰安市宁阳县	
河南	郑州市金水区	洛阳市吉利区 洛阳市西工区	濮阳市台前县 商丘市虞城县	平顶山市宝丰县 开封市开封县 周口市商水县

续表

省/自治区/直辖市	大城市	中小城市	贫困县	非贫困县
湖北	武汉市江汉区	鄂州市华容区 武汉市黄陂区	十堰市房县	宜昌市远安县 孝感市云梦县
湖南	长沙市天心区	岳阳市君山区 常德市武陵区	湘西土家族苗族自治州保靖县	怀化市靖州苗族侗族自治县 株洲市攸县
广东	广州市天河区 深圳市罗湖区	珠海市金湾区 肇庆市端州区 佛山市禅城区		阳江市阳西县 惠州市博罗县
广西	南宁市兴宁区	北海市海城区	百色市凌云县	桂林市兴安县 南宁市宾阳县
海南		海口市秀英区	琼中黎苗族自治县	定安县
重庆	南岸区	江津区	奉节县	綦江县
四川	成都市金牛区	广安市华蓥市 乐山市市中区	阿坝藏族羌族自治州黑水县 广元市旺苍县	雅安市名山县 内江市隆昌县
贵州	贵阳市云岩区	贵阳市白云区	黔东南苗族侗族自治州三穗县	毕节地区黔西县
云南	昆明市盘龙区	红河哈尼族彝族自治州个旧市	普洱市孟连傣族拉祜族佤族自治县 丽江市宁蒗彝族自治县 红河哈尼族彝族自治州泸西县	昭通市水富县
西藏		拉萨市城关区		林芝地区朗县
陕西	西安市新城区	渭南市华阴市	延安市安塞县 安康市紫阳县	咸阳市乾县
甘肃	兰州市安宁区	天水市麦积区	临夏回族自治州康乐县 定西市通渭县	陇南市徽县
青海		西宁市城西区	黄南藏族自治州尖扎县	海南藏族自治州贵德县
宁夏		吴忠市青铜峡市	中卫市海原县	
新疆	乌鲁木齐市沙依巴克区		克孜勒苏柯尔克孜自治州阿克陶县